运动保健及康复技术

具千君　赵思宏　编著

清华大学出版社

北京

内 容 简 介

运动保健及康复是一个新兴的体育、健康和医学交叉结合的前沿学科，是适应社会对健康及康复的需求而设立的体育与医学交叉的新专业，主要研究运动与健康的关系。

本书编写原则是围绕运动保健及康复这一目标，将理论与实际相结合，突出实践能力培养：既要借鉴和汲取母学科和国内外临床实践经验，又要体现和反映运动康复的特色；既要夯实基础知识，又要反映国内外最新的成果和经验，为培养具有创新性、实践能力强的康复应用型技术服务。本书共分为九章，分别介绍了体育保健及运动康复基础知识、关节活动范围训练技术、关节松动术、肌力康复训练、筋膜康复训练、核心区稳定性训练、平衡协调功能的康复训练、神经肌肉易化技术、渐进性功能训练等运动康复技术方面的内容。

本书理论联系实际，内容由浅入深，例证丰富，涉及面广，可读性强，具有很强的理论性和实践性，既适合运动保健专业人士或运动爱好者阅读，也适合高校师生作为运动保健专业的教材。

图书在版编目(CIP)数据

运动保健及康复技术 / 具千君，赵思宏编著. --北京：清华大学出版社，2025. 2.

ISBN 978-7-302-68323-0

Ⅰ. R161.1

中国国家版本馆 CIP 数据核字第 2025RR3147 号

责任编辑：陈冬梅
封面设计：李　坤
责任校对：李玉茹
责任印制：丛怀宇

出版发行：清华大学出版社

　　　网　　　址：https://www.tup.com.cn, https://www.wqxuetang.com
　　　地　　　址：北京清华大学学研大厦 A 座　　　邮　　编：100084
　　　社 总 机：010-83470000　　　　　　　　邮　　购：010-62786544
　　　投稿与读者服务：010-62776969, c-service@tup.tsinghua.edu.cn
　　　质量反馈：010-62772015, zhiliang@tup.tsinghua.edu.cn
　　　课件下载：https://www.tup.com.cn, 010-62791865

印 装 者：北京鑫海金澳胶印有限公司

经　　销：全国新华书店

开　　本：185mm×260mm　　　印　张：14.25　　　字　数：352 千字

版　　次：2025 年 4 月第 1 版　　　印　次：2025 年 4 月第 1 次印刷

定　　价：45.00 元

产品编号：095088-01

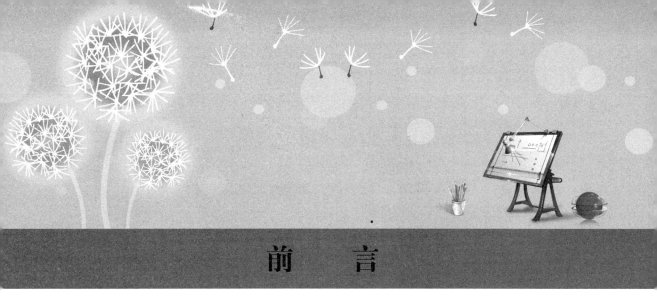

前　言

随着群众体育运动越来越火，与之相伴的运动损伤以及运动过程中的营养搭配、自我保护等成为大众急需了解的知识。过去，运动康复与健康专业主要针对专业运动员展开，相关人才培养少，具有系统的医疗和体育相结合知识的人才更少。因此，相关人才一直是各大训练基地、健身俱乐部需求的热点。我国运动康复行业市场规模由 2017 年的 87.37 亿元增长至 2021 年的 190.56 亿元，CAGR(复合年均增长率)达到 21.53%，呈现较快发展态势。虽然目前我国运动康复市场规模相比于国外欧美发达国家较小，但近年来增速高于海外市场，表现出强大的发展潜力。

本书共分为九章，分别就关节活动范围训练技术、关节松动术、肌力康复训练、筋膜康复训练、核心区稳定性训练、平衡协调功能的康复训练、神经肌肉易化技术、渐进性功能训练等运动康复技术进行了图文并茂的阐述，具体内容如下。

第 1 章为体育保健及运动康复概述，分别介绍体育保健及运动康复实用技术的基础知识、常用器材和设备及一些学习建议。

第 2 章为关节活动范围训练技术，介绍关节活动范围训练技术的基础知识、关节活动范围训练方法。

第 3 章为关节松动术，主要介绍关节松动术的操作方法及关节松动术的应用。

第 4 章为肌力康复训练，主要分析肌力康复训练的操作方法和应用。

第 5 章为筋膜康复训练，主要介绍筋膜康复训练的操作方法及应用。

第 6 章为核心区稳定性训练，主要分析核心区稳定性训练的操作方法及应用。

第 7 章为平衡协调功能的康复训练，主要分析平衡协调功能训练的操作方法与应用。

第 8 章为神经肌肉易化技术，主要介绍神经肌肉促进疗法的操作方法及应用。

第 9 章为渐进性功能训练，主要介绍上肢渐进性功能训练方法、下肢渐进性功能训练方法及躯干渐进性功能训练方法。

由于时间仓促及作者水平有限，书中难免存在疏漏之处，欢迎广大读者提出宝贵意见。

编　者

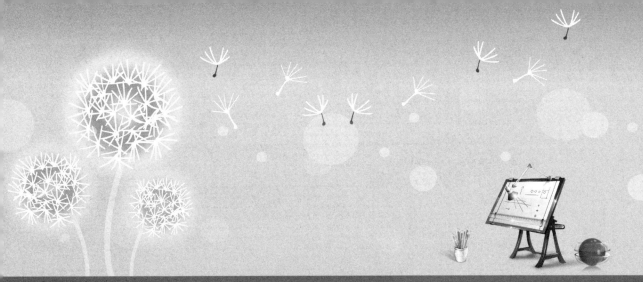

目 录

第 1 章 体育保健及运动康复概述 1

  1.1 体育保健及运动康复实用技术概述 1

    1.1.1 保健的定义 1

    1.1.2 健康的基本标志 2

    1.1.3 影响健康的因素 4

    1.1.4 运动康复实用技术 7

    1.1.5 运动保健与康复的特点 8

    1.1.6 运动保健与康复的作用 9

  1.2 体育保健及运动康复常用器材和器械 9

    1.2.1 基本配置 10

    1.2.2 选择配置 15

    1.2.3 运动建筑器械的一般要求 16

    1.2.4 室外运动场地与器械的要求 17

    1.2.5 室内运动建筑设备的要求 18

  1.3 体育健康及运动康复技术的学习建议 18

    1.3.1 遵循原则 18

    1.3.2 运动与营养 19

    1.3.3 康复治疗技术与方法 21

  1.4 本章小结 24

  思考练习题 24

第 2 章 关节活动范围训练技术 26

  2.1 关节活动范围训练技术概述 26

    2.1.1 关节活动基础 26

    2.1.2 影响关节活动的主要因素 27

2.1.3　关节活动范围训练原则 28

2.2　关节活动范围训练方法 28

2.2.1　被动运动训练 28

2.2.2　器械被动关节活动训练 29

2.2.3　主动—助力关节活动训练 30

2.2.4　主动运动训练 33

2.3　各关节活动技术 34

2.4　神经肌肉促进疗法 39

2.5　本章小结 52

思考练习题 52

第3章　关节松动术 53

3.1　关节松动术的操作方法 53

3.1.1　关节的生理运动和附属运动 53

3.1.2　手法 55

3.1.3　适应症和禁忌症 58

3.2　关节松动术的应用 59

3.2.1　上肢带 59

3.2.2　肘关节及前臂 62

3.2.3　髋关节 63

3.2.4　膝关节和小腿 64

3.2.5　牵拉技术 65

3.3　本章小结 70

思考练习题 70

第4章　肌力康复训练 71

4.1　肌力康复训练的操作方法 71

4.1.1　概述 71

4.1.2　肌力训练的根本原则 73

4.1.3　注意事项 74

4.2　肌力康复训练的应用 75

4.2.1　肌力评定分级分类训练 75

4.2.2　抗阻运动训练方法 76

4.2.3　抗阻运动注意事项 78

4.2.4　肌力级别与肌力训练方法 78

4.2.5　临床应用 81

4.2.6　增强上肢肌群肌力训练技术 81

4.2.7　增强下肢肌群肌力训练技术 87

4.2.8　增强头、颈和躯干肌群肌力训练技术 91

4.3 本章小结 93

思考练习题 93

第 5 章 筋膜康复训练 95

5.1 筋膜康复训练的操作方法 95

5.1.1 概述 95

5.1.2 筋膜与人体组织修复、再生 100

5.1.3 注意事项 101

5.2 筋膜康复训练的应用 102

5.2.1 前表线 102

5.2.2 后表线 104

5.2.3 体侧线(侧线) 107

5.2.4 螺旋线(旋线) 111

5.2.5 前深线 115

5.2.6 功能线 119

5.2.7 手臂线 121

5.3 本章小结 124

思考练习题 124

第 6 章 核心区稳定性训练 125

6.1 核心区稳定性训练的操作方法 125

6.1.1 概述 125

6.1.2 核心肌群具体剖析 128

6.1.3 核心稳定性训练的基本原理 134

6.1.4 核心稳定性与核心力量的异同 135

6.1.5 适应症与禁忌症 135

6.1.6 核心肌群及其稳定性测试方法 135

6.2 核心区稳定性训练的应用 140

6.2.1 核心区稳定性训练的原则 140

6.2.2 核心区稳定性训练的方法 142

6.3 本章小结 148

思考练习题 148

第 7 章 平衡协调功能的康复训练 149

7.1 平衡协调功能训练的操作方法 149

7.1.1 概述 149

7.1.2 平衡训练的基本原则 153

7.1.3 常用的平衡训练手段 154

7.1.4 协调功能 155

7.1.5 提高难度的训练方法 156

　　　　7.1.6　平衡训练 157

　　　　7.1.7　特殊的平衡训练 162

　　7.2　平衡协调功能训练的应用 164

　　　　7.2.1　协调功能训练 164

　　　　7.2.2　上肢协调训练 165

　　　　7.2.3　下肢协调训练 166

　　7.3　本章小结 167

　　思考练习题 167

第 8 章　神经肌肉易化技术 168

　　8.1　神经肌肉促进疗法的操作方法 168

　　　　8.1.1　基本原理 168

　　　　8.1.2　上肢部分 170

　　　　8.1.3　下肢部分 172

　　　　8.1.4　操作方法 175

　　　　8.1.5　特殊技术 179

　　　　8.1.6　组合运动模式 182

　　8.2　神经肌肉促进疗法的应用 186

　　　　8.2.1　应用思路 186

　　　　8.2.2　PNF 实际应用 189

　　　　8.2.3　操作程序 189

　　　　8.2.4　治疗机制 192

　　8.3　本章小结 192

　　思考练习题 192

第 9 章　渐进性功能训练 193

　　9.1　渐进性功能训练概述 193

　　　　9.1.1　渐进性功能训练的定义 193

　　　　9.1.2　渐进性功能训练分级 194

　　9.2　上肢渐进性功能训练 195

　　9.3　下肢渐进性功能训练 203

　　9.4　躯干渐进性功能训练 210

　　9.5　本章小结 217

　　思考练习题 217

参考文献 218

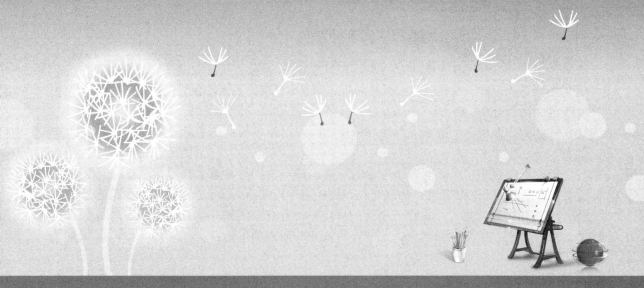

第1章 体育保健及运动康复概述

随着社会安定、经济繁荣、文化教育发展、生活水平的提高，参加各种项目的体育锻炼越来越成为人们生活中不可缺少的组成部分。同时群众体育活动的迅猛发展，迫切要求普及运动医学知识。因此，体育保健成为人们的一种必然需求，人们在体育保健知识的帮助和指导下进行科学锻炼，能够提高身体素质和健康水平。体育保健的目的是促进体育运动参加者身体发育，增进其健康，提高身体训练水平，并对其进行医务监督和指导，使体育锻炼能更好地达到增强体质、增进健康和提高运动技术水平的效果，获得活跃、健康的生活方式。

1.1 体育保健及运动康复实用技术概述

体育保健
概述

1.1.1 保健的定义

保健是指为保持和增进人们的身心健康而采取的有效措施。体育保健则是一种具有保健强身作用的以肢体活动为主要形式的自我锻炼方法，其作用是锻炼身体、增强体质。在我国跨世纪现代化建设的关键时期，为了调动社会各界关心、支持、参与群众体育的积极性，提高全民体育意识，普及群众体育，增强国民体质和提高健康水平，建立、健全适应社会主义市场经济的群众体育工作的体制，国家体育总局提出了"全民健身计划"和"奥运争光计划"并重的两大战略决策，并把"全民健身"提到"全社会、全民族的事业"的高度来抓。全民健身运动主要是指在全国上下无论男女老少都参与到体育中来，对增强国民的柔韧性、协调性、耐力及控制身体各部分的能力具有重要作用，确保国民身体的强健。

体育保健是研究人们在体育运动过程中的运动规律和运动保健与预防规律的应用科学，它运用了相关的医学知识研究锻炼者的身体健康状况、锻炼效果以及如何更好地达到自身锻炼的最佳效果。这门学科有利于提高锻炼者的健康知识水平，改善对待个人和公共卫生的态度，增强自我保健能力，有利于预防心理疾病，促进心理健康。

真正的健康应该是在没有疾病和身体虚弱现象的基础上，保持着良好心理状态和高质量的生活方式，并能对社会做出贡献，即达到身体健康、心理健康、社会适应良好和道德健康四方面都健全。

(1) 身体健康：一般指人体生理的健康，应是没有疾病，各项生理功能正常，体力良好。

(2) 心理健康：一般有三个方面的标志。第一，人格完整，自我感觉良好；情绪稳定，积极情绪多于消极情绪，有较好的自控能力，能保持心理上的平衡；自尊、自爱、自信，有自知之明。第二，在自己所处的环境中，有充分的安全感，能保持正常的人际关系，能受到别人的欢迎和信任。第三，对未来有明确的生活目标，能切合实际地不断进取，有理想和事业上的追求。

(3) 社会适应良好：指一个人的心理活动和行为能适应复杂的环境变化，为他人所理解，为大家所接受。

(4) 道德健康：不以损害他人利益来满足自己的需要；有辨别真假、善恶、荣辱、美丑等是非观念，能按社会规范的准则约束、支配自己的行为，能为人们的幸福做贡献。

美国学者 Lawson 也认为，身体、精神、智力、情绪、社交五个方面都处于完美状态才是真正健康的人，如图 1-1 所示。这个观点被称为"健康五要素说"。

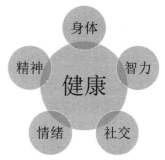

图 1-1　健康的五要素

健康的人应具有正常的生理、心理反应，有强壮的体格，敏捷的思维，有充沛的精力应付日常工作；能够抵抗一般性疾病和意外事故；可以轻松、坦然地享受生活乐趣；从容地处理人际关系，自觉恪守社会道德，自信、自如地融入社会，完成人类和历史赋予的责任与使命。人的精神、心理状态和行为对自己和他人以及社会都有影响，更深层次的健康观包括人的心理、行为的正常和社会道德规范，以及环境因素的完美。因此，健康不仅属于个人，而且属于社会。理想的未来社会是追求全人类的健康。

健康是人类宝贵的社会财富。21 世纪，人类仍面临着和平、人口、能源、环保等一系列挑战，我们生活在一个竞争更为激烈的时代，人们为了事业，为了成功，势必要全身心地投入。而身体作为知识、能力、精神和道德的载体，其先决地位更为突出。正如毛泽东所言："体强壮而后学问道德之进修勇而收效远。"健康，是人类永恒的话题，人们将对健康促进进行不懈的探索。

1.1.2　健康的基本标志

1. 世界卫生组织提出的健康十条标准

健康五要素说
与健康标志

(1) 精力充沛，能从容不迫地应付日常生活和工作的压力而不感到过分紧张。

(2) 处事乐观，态度积极，乐于承担责任，事无巨细，不挑剔。

(3) 善于休息，睡眠良好。

(4) 应变能力强，能适应环境的各种变化。

(5) 能够抵抗一般性感冒和传染病。

(6) 体重得当，身材均匀，站立时头、肩、臂位置协调。

(7) 眼睛明亮，反应敏锐，眼睑不发炎。

(8) 牙齿清洁，无空洞，无痛感；齿龈颜色正常，不出血。

(9) 头发有光泽，无头屑。

(10) 肌肉紧实，皮肤富有弹性，走路轻松有力。

2. 衡量健康的"五快""三良"

肌体健康可用"五快"来衡量。

(1) 食得快：食得快并不是狼吞虎咽，不辨滋味，而是吃饭时有很好的食欲，不挑食、不偏食，没有难以下咽的感觉，能快速吃完一顿饭，吃完后感到饱足，没有过饱或不饱的不满足感，说明口腔和胃的功能正常。

(2) 便得快：有便意时，能很快排泄大小便。不强行憋便，便中和便后精神放松、轻松自如，没有疲劳之感，说明肠道功能良好。

(3) 睡得快：晚间定时有自然睡意，上床能很快入睡，而且睡得深，睡眠质量好；醒后头脑清醒，精神饱满，说明中枢神经系统的兴奋、抑制功能协调，且内脏无病理信息干扰。如不能很快入睡、睡眠时间短、多梦易醒等，或睡的时间过多，且睡后仍感乏力不爽，则是不健康的表现。

(4) 说得快：说话流利，语言表达正确，说话内容有中心，合乎逻辑，能根据话题转换随机应变，表示头脑清楚，思维敏捷，精力充足。精神疲劳或受疾病困扰的人常常有词不达意、反应迟钝的现象，如说话不时停顿、欲言又止、下意识重复、前言不搭后语、说话吃力、有疲倦之感等。

(5) 走得快：行动自如、协调，迈步轻松、有力，转体敏捷，反应迅速，动作流畅，证明身体和四肢状况良好，精力充沛旺盛。身体疲劳或衰弱往往先从下肢开始，在精神抑郁、心理状况欠佳时下肢常有沉重感，表现为步履沉重，行动不协调，反应欠灵活等。

精神健康可用"三良"来衡量。

(1) 良好的个性：性格温和，言行举止能够被别人认可和接受，并且能够在适应环境中充分发挥自己的个性特点，没有经常性的压抑感。情感丰富，热爱生活，胸怀坦荡。

(2) 良好的处事能力：看问题客观现实，具有自我控制能力，与人交往的行为方式能被大多数人接受。适应复杂的社会环境，对事物的变迁能始终保持稳定而良好的情绪。

(3) 良好的人际关系：有与他人交往的愿望，有选择地交朋友，珍视友情，尊重别人的人格。待人接物大度和善，既能善待自己，自尊自爱，自信自强；又能与人为善，助人为乐，宽以待人。

3. 老年人健康标准

具体标准如下。

(1) 躯干无明显畸形，无明显驼背等不良体型，骨关节活动基本正常。

(2) 神经系统无病变，如偏瘫、老年痴呆及其他神经系统疾病，系统检查基本正常。

(3) 心脏基本正常，无高血压、冠心病(心绞痛、冠状动脉供血不足、陈旧性心肌梗死等)及其他器质性心脏病。

(4) 无明显肺部疾病，无明显肺功能不全。

(5) 无肝、肾疾病，无内分泌代谢疾病、恶性肿瘤及影响生活功能的严重器质性疾病。

(6) 有一定的视听功能。

(7) 无精神障碍，性格健全，情绪稳定。

(8) 能恰当地对待家庭和社会人际关系。

(9) 能适应环境，具有一定的社会交往能力。

(10) 具有一定的学习、记忆能力。

我国制定的这一老年人健康标准，既符合当前我国老年人的实际情况，又符合世界卫生组织对人体健康标准的具体规定。

1.1.3 影响健康的因素

健康的对立面是疾病。由于疾病的原因，身体健康会受到不同程度的影响和损害。总体上疾病产生的原因可以分为两大类。

一是由于外部原因引起的。比如，病毒细菌侵入人体呼吸系统，体内的免疫细胞抵抗不住了，便发生上呼吸道感染、肺炎等。各种传染病、寄生虫病等皆属此类，是微生物对人体健康入侵和反入侵的现象。还有一种是外界的化学、物理性因素所造成的，比如高温中暑、寒冷冻伤、放射病、高山病、减压病、外伤、电击和各种化学物品中毒以及职业性疾病。

二是由于人体内部原因引起的。人在生长发育和生活过程中，肌体的功能运转发生病理变化。它可能是由于活动的负荷量太大，超过了肌体的承受能力，也可能是热量和营养素摄入不足或过剩，导致代谢紊乱，代谢物排泄不净，毒性物质分解困难，蓄积体内，给健康带来损害。

人类在同疾病和自然长期的斗争中，已经用智慧的头脑、科学的方法战胜了一些疾病和消灭了不利于健康的因素，如基本消灭和控制了天花、脊髓灰质炎、麻风、麻疹、白喉、百日咳、流脑、鼠疫和霍乱等；人类创造了许多好的生活环境，建立了一些良好的防御措施保护自身的肌体和器官；人类也在不断探索新的更健康的生活方式。但是应该看到，新的疾病、病毒仍在出现；自然环境中的灾害还会不断地侵袭人类；现代文明社会中发生的环境污染、工业尘毒，物质丰富所带来的营养过剩；人口众多导致的衣食住行困难，城市人口高度密集，交通混杂，噪声增加对人精神的摧残；竞争激烈导致人精神的疲劳等都会不断影响人类健康。

正确认识影响人类健康的因素，并采取有效的克服方法，才能使我们真正获得健康。

1. 自然环境

有十余万种的微生物、三十多万种植物和我们生活在同一个星球，它们大多数对人无害，而且是有好处的。但是也有不少是对人有害、与人为敌的。

自然环境中的暴风、雷电、冰雹、地震、海啸、雪崩等对人类也有很大的威胁。

现代社会中，人们广泛使用化肥导致粮食、蔬菜、水果受到污染。

家用电器的普及、计算机及手机的广泛使用，使人们遭受着越来越多的电磁辐射并导致各种身体疾患，如长时间看电视、打电子游戏使人视力减退，患有颈椎病、头痛、腰酸背痛，甚至引发放射性斑疹、视网膜感光功能失调、抑郁症、神经衰弱、肠胃失调等。

由于人口增多，工业化和城市化的进程加快，人们毫无节制地向大自然索取，使环境污染越发严重，与污染有关的疾病，如呼吸系统相关的疾病呈上升趋势。

在长期的生存斗争过程中，尽管生命已经形成了许多保护自己的机制，如免疫系统、灵活反应和坚韧耐受的能力、创伤愈合的机制等，但面临自然环境对健康的种种不利因素，人类同样需要不断提高抵抗疾病和与大自然斗争的能力。这就需要我们拥有良好的体魄和智慧，发挥更大的主观能动性改造世界，以便创造更加美好的生活环境。

2. 社会环境

现代文明社会使人们丰衣足食，应该说每一个现代人都具备了健康长寿的条件，但高度发达的物质条件也使现代人陷入了种种新疾病的困扰之中。

科学技术的不断进步使人们的生活环境和劳动条件发生了巨大的变化，如体力劳动的机械化、自动化或半自动化已达到很高的程度；从事脑力劳动的人数在全部就业人口中的比例逐渐提高，人们在生产过程和生活过程中的体力付出明显下降，出行有汽车、电梯等代步；生活设施电器化、信息化以及食品半成品化、快餐化等。这使生活和工作中从事体力活动的机会越来越少，劳动时间缩短，劳动强度越来越小，这种现代化的社会环境在使人们享受舒适与便利的同时也面临着新的危机——运动不足导致体力下降甚至代谢紊乱，形成新的致病危险因素。正如一位生理学家所说："坐着工作是文明史上对人的新陈代谢影响最深刻的变化，这是造成我们许多新陈代谢失调现象的原因。"有人提出：终日伏案的生活方式将使人类变得越来越胖，腰越来越弯；人们视觉、听觉、方位觉、灵巧、力量等都可能出现退化，这些将直接影响着人类作为生物的进化与发展。

由于社会和经济的发展，新知识层出不穷，竞争激烈，就业艰难，现代人深感压力和危机，需要不断地学习和进取，这使人们承受了强烈的心理紧张感与压抑感，精神紧张，生活节奏明显加快，竞争加剧。专家介绍，现在白领阶层几乎每天都面临着新的挑战，精神压力很大。

如果精神压力长时间积蓄得不到缓解，大脑超负荷运转，就会妨碍大脑细胞氧和营养的及时补充，使内分泌功能紊乱，交感神经系统兴奋过度，神经系统失调，导致脑疲劳，从而引起全身的亚健康症状。城市中非体力劳动人口的这种慢性疲劳现象已占相当大的比例。

世界卫生组织的一份报告指出，全世界有 30%～40%的求医者有心理卫生问题。美国已有近 5000 万人患有不同程度的精神卫生疾病，其中，神经系统疾病和心理失常症占人口的 10%，焦虑性障碍患者的终身发病率为 10%～15%，美国每年用于消除心理疾病的镇静药物高达 5 亿剂，用于放松与睡眠的药物约为 5 亿剂。

3. 生活方式

生活方式是指个体受到一定的文化、经济、社会、风俗、规范和家庭的影响而形成的生活习惯、生活制度和生活意识，是人们在某种价值观念指导下的各种生活活动的方式。这些方式直接影响着人类的健康。广义的生活方式包含人类生存过程中的各种内容，而其中与健康有关的因素包括饮食、工作中及业余时间的体力活动量、精神心理状态、烟酒等嗜好、睡眠和起居的节律、居住与工作的环境等。医学界对这些因素与人类疾病和健康的关系做了大量的研究，其结果显示了饮食不合理和体力活动减少带来的危害。

随着以电子计算机、生物科学、材料科学、信息科学为代表的科学技术迅猛发展，人类的社会劳动生产方式和生活方式已经发生了巨大的变化。现代社会，生产和生活方式是一把"双刃剑"，一方面给人类的健康带来益处，另一方面又给人类的健康造成了很大的危害，如现代化的生产方式导致生产过程中现代人的动手能力和劳动意识越来越差，生活方式中体力活动成分减少，静态生活增多，缺乏运动，甚至行为日渐懒散，贪图安逸和享受。电视和网络的普及使人们习惯于在家度过大部分休闲时间而疏于户外活动，即使外出也大都是汽车代步，走路很少。家用电器的普及使家务劳动强度大大减小。生活的富裕和物质的丰富，使人们经常过多地摄入热量；一些人毫无顾忌地吸烟、喝酒，把吃吃喝喝当作进行交际的主要手段；五花八门的儿童食品和对独生子女的溺爱，使儿童营养过剩、运动不足，导致肥胖的比例越来越高。现代生活导致的疾病急剧增加，严重威胁着人类的健康，并成为全球关注的社会性问题。

生活方式对健康极为重要，长久的伏案工作会导致一些慢性疾病已经得到证实。不良饮食习惯、吸烟、过量饮酒都会使人处于非健康状态，并给人类带来远期的负面影响，如冠心病、高血压病、糖尿病、肥胖、骨质疏松、癌症等都与不良生活方式有关，其中，缺乏运动和营养过剩、嗜烟、嗜酒最为严重。年轻时的运动不足同样会影响生命后期的健康状态和生活质量。

再有，现代社会虽然为人们创造了广阔的行为空间，但现代人却承受着较大的精神压力。生活中居住条件的改善使人际交往减少，人与人之间关系日益淡漠，心灵空间也变得更加狭小和闭塞，这些都是不利于健康的因素。

人类来自自然，在物质文明和精神文明的发展过程中，逐渐从自然界中脱离出来。人类在追求物质享受和精神享受的过程中，也就逐渐脱离了原始狩猎和角力等大自然赋予人类的基本能力，导致人类生物性本能逐渐退化。当"回归自然"成为一种时尚时，我们为现代人的生活方式是否"自然"感到茫然。当科学试验证明没有吃饱的老鼠活得更长久的时候，我们为饥饿是痛苦还是享受所困惑。从动物几十亿年、人类几十万年的进化过程中，人们发现人类肌体的代谢系统适应于一种很大的体力活动输出，而吃的食物并不是很充足的状态。我们的祖先为了获取食物以延续生命，奔波劳作，多数情况下难得饱腹，常常处于一种半饥饿的状态。人类进入农业社会的几千年以来，温饱才得到保障，但是人类的食物消费仍以植物性食物为主。近一二百年的工业革命，不仅使家畜、家禽的饲养工业化，更使机械化作业代替了繁重的体力劳动。随着现代文明的到来，现代人的生活方式逐渐脱离了历史发展的自然轨迹。

实际上，生活本身就是人进行自我调节的过程，其中，现代体育运动是有效的调节方式之一。体育运动既可以使身体得到锻炼，改善生理机能，增强体质，而且也是个体活动和社会性行为的统一。在体育运动中，通过竞争与合作的方式，促进了人与人之间的交往，人的心理压力得到了释放。

人类获得健康的重要途径是建立良好的生活方式，经济学家 Victor Fuchs 认为，美国内华达州居民健康状况较差，而犹他州居民健康状况较好，其主要原因是居民不同的生活方式所致。

尽管人们已经认识到吸烟、酗酒、饮食无度、压力和运动不足都是与各种疾病有关的危险因素，但它们已经在不知不觉中存在于我们的社会和都市生活之中，改变不良习惯，建立科学的、绿色的生活方式，是走向健康的根本。

1.1.4 运动康复实用技术

运动康复概述
与重要性

运动康复是物理治疗的重要分支，是物理治疗的主体内容之一。运动康复技术包括针对关节、肌肉、神经、心肺的功能促进技术，运动疗法是其主要技术方法。应用声、电、光、磁、温、水、力等物理学因素治疗改善患者病变或功能障碍的方法叫作物理疗法(physical therapy, PT)。其中，把徒手以及应用器械进行运动训练来治疗伤、病、残患者恢复或改善功能障碍的方法(主要利用物理学中的力学因素)称为运动疗法(kinesitherapy、therapy exercise 或 movement therapy)，是物理治疗的主要部分。运动疗法是患者在康复师的指导下主动或被动应用各种运动来矫正异常姿势，改善病变和消除功能障碍的方法，是一种重要的康复治疗手段。在实施运动疗法的过程中所应用的各种方法和技术，即为运动疗法技术。随着康复医学基础理论研究的深入，运动疗法已经获得了极大的丰富和发展，形成了针对各种运动功能障碍性疾患的独具特色的治疗技术体系。在物理疗法中除去力这一因素，利用声、光、电、磁、温、水等物理学因素治疗疾病，促进患者康复的疗法称为理疗。运动疗法和理疗同属物理疗法，但各有不同的侧重点。国际上的物理治疗康复工作中，运动疗法所占比重更大，是物理治疗的核心内容。正所谓运动疗法，康复之髓。

运动康复在运动疗法技术中所应用到的基本运动种类为被动活动、主动辅助活动、主动活动、抗阻活动。

1. 被动活动

被动活动(passive movement)是指治疗师徒手或借助器械对患者进行的治疗活动，患者不做主动活动。某些情况下，亦可由患者健康一侧肢体对瘫痪和无力肢体加以协助，进行被动活动。被动活动多适用于瘫痪或极弱的肢体肌肉，患者不能用自己的力量进行关节活动，只能依靠第三方帮助才能维持运动。

2. 主动辅助活动

主动辅助活动(active assistive movement)，简称助力活动(assistive movement)是指在治疗师帮助或借助器械的情况下，患者通过自己主动的肌肉收缩来完成的活动。通常是由治疗师托住患者肢体近端或用滑车重锤悬吊起肢体的远端，消除肢体本身重量和地心引力的影响，使患者进行主动的肢体活动。主动辅助活动多适用于患者肢体肌肉已经开始萎缩，不足以抵抗肢体自身重量或地心引力的吸引的情况。

3. 主动活动

主动活动(active movement)是指没有任何外力，患者靠自身肌力主动完成的活动，是运动疗法的主要活动方式。主动活动多适用于患者肌力较弱，刚足以抵抗肢体自身重量或地心引力的吸引，但不足以抵抗任何额外的阻力的情况。

4. 抗阻活动

抗阻活动(resistive movement)是指在治疗师徒手或借助器械对人体施加阻力的情况下，患者主动地进行抗阻力的活动。抗阻活动多适用于能够抵抗外界阻力的患者。

1.1.5 运动保健与康复的特点

主动性与体育保健及运动康复的关系

1. 健康性

在运动保健与康复运动中，没有使用药物治疗过程中常见的过敏性、耐药性和蓄积中毒等。运动时间越久，远期疗效越好。实施康复疗法，一般须制定运动处方，进行康复训练。

2. 全身性

运动保健与康复通过神经、神经反射机制改善肌体功能，通过局部影响全身，增强神经系统，改善血液循环，提高新陈代谢，增强体质，提高肌体免疫力。

3. 功能性

运动保健与康复具有药物疗法无法替代的作用，可以促进人体的肌体功能和四肢关节肌肉活动，使得已衰退的肌体功能得到增强，有缺陷的器官功能得到一定程度的补偿，可以使健康的人保持健康或获得更高水平的健康。

4. 自然性

运动保健与康复具有经济、简便、可操作性强，便于推广等特点。大多数锻炼不需要体育器械，很少受时间、地点、器械条件的限制。常常利用人类固有的自然功能(运动)作为治疗手段，如医疗体操、散步、慢跑、骑自行车、保健按摩、练气功、打太极拳和特制的运动器械(如拉力器、自动跑台等)，以及日光浴、空气浴、水浴等。

5. 主动性

运动保健与康复要求患者主动运用体育疗法，用自己的意志和身体运动来治疗疾病，既有利于调动治病和康复的积极性，又有利于增强战胜疾病的信心。同时能使患者更清晰地认识疾病，克服单纯依赖药物的思想和无可奈何的消极态度，有利于恢复身心健康。

6. 独特性

运动保健与康复防治疾病，主要是通过神经反射、神经体液因素、代谢功能和生物力学(关节、肌肉运动时的机械影响)等途径，对人体的局部乃至全身产生作用，能够调整神经功能，改善代谢过程，促进血液循环，增强呼吸运动，恢复甚至提高人体的各种生理功能。它既可以促进疾病痊愈，又可以恢复体力和预防复发。坚持不懈地进行全身性的运动康复锻炼，能够增强体质，提高人体免疫力、记忆力、适应力、分析力等。

7. 防治双向性

运动保健与康复可以很好地刺激中枢神经系统、运动系统、循环系统及呼吸系统等，提高代谢能力，增强体质，促进和加强肌体的代偿功能。因此，运动保健与康复具有双向作用，既能够治疗疾病和损伤，促进机能康复，防止并发症或继发症；又能够增强内脏系统的机能，增强抗病能力，预防疾病。

8. 全身的并举治疗性

运动保健与康复既属于局部治疗，也属于全身疗法。在保健与康复活动的安排上，局部恢复与整体改善并举。针对局部恢复的需要，结合全身素质的提高，注重动静结合，上下肢协调，力量、灵活性和协调性等方面的统一，既能改善全身功能，增强肌体抵抗力，又能够有效治疗疾病。

1.1.6　运动保健与康复的作用

运动保健与康复的各项运动必然会引起肌体各器官、系统相应的生理反应，各种不同的专门练习对创伤和病变局部起着相应的治疗作用。

1. 维持和恢复肌体的正常功能

运动保健与康复可以促进肌体功能的正常化，在患者肌体或某一系统出现障碍时，通过专门的功能练习，能促使系统功能恢复正常。例如，因骨折固定后引起的肢体功能丧失，进行体育康复，可使局部血管扩张，血流加快，提高酶的活性，使肌纤维增粗，改善软骨组织营养，并可牵引粘连组织，从而使肢体功能恢复。又如，大脑损伤或病变引起肢体麻痹时，可以通过被动运动或利用某些本体反射来恢复肢体的运动功能。此外，运动练习还能维持原有的运动性条件反射，消除或抑制病理性反射，因而有助于功能恢复。

2. 调节精神状态

身体健康是心理健康的一项重要基础，通过科学的保健与康复运动能够使人保持一个积极良好的身体健康状态，这对于调节情绪与精神状态具有非常积极的作用。

运动保健与康复的这种调节精神状态的功能对于一般健身保健者而言更加显著。以传统运动保健为例，我国传统保健运动项目(如太极拳、五禽戏等)对于修身养性非常重视，这些运动项目通过"松"和"静"调节精神，同时提高人体的机能与抗病能力。我国传统的医学追求锻炼时做到"恬淡虚无"，即排除杂念，专一放松。这不但能够让身体的肌肉得到很好的放松，同时还能够使进入大脑皮质的冲动减少，使身体处于一种"松弛反应状态"。我国传统的运动保健能够使人感到心情舒畅，消除消极情绪，脱离病态心理。

3. 提高交际能力

运动保健与康复不仅有益于身心健康，还可以有效提高交际能力，使交际圈得到有效拓展，同时能使人结识更多的健身者与康复者。通过相互之间运动经验的交流与分享，能够有效提升运动能力与康复水平。

1.2　体育保健及运动康复常用器材和器械

康复器材着重于诊疗中的物理治疗，主要是针对患有运动障碍的人，帮助他们更好地治疗以达到可以像正常人一样活动。康复器材主要用于运动治疗，运动疗法是以运动学和神经生理学为基础，使用器具或者治疗者徒手手技或利用自身的力量，通过主动和被动运动，使全身或局部功能达到恢复和治疗的方法。康复器材是辅助人进行康复的一种工具，通过它们可以让人更加轻松地得到康复治疗。同时，康复器材也是康复道路上不可缺少的一部分，一个好的康复器材对康复疗效具有决定作用，因此，对康复器材的研究也是对健康的研究，以达到更好的治疗效果。

1.2.1 基本配置

卫生部在 2011 年 4 月发布的《综合医院康复医学科建设与管理指南》要求综合医院应具备与其功能和任务相适应的诊疗场所、专业人员、器械设施，以及制定相应的工作制度，以保障康复医疗工作的有效开展。现将常用的器材和器械总结如下。

1. 训练床

训练床是供患者坐卧其上进行各种康复训练的床，长 180～200cm，宽 120～160cm，高 45cm，患者的卧位、坐位动作训练，如偏瘫、截瘫等四肢功能活动障碍的患者可在床上做翻身、坐起、转移训练等，如图 1-2 所示。训练床的用法如下。

(1) 进行坐位及手膝位的平衡训练。

(2) 在训练床上对患者进行一对一的被动徒手治疗。

(3) 置于悬吊架下与悬吊架配合使用，进行助力活动等治疗。

2. 运动垫

运动垫是供患者坐卧其上进行多种康复训练的垫子。运动垫和训练床在用法上有许多相似之处，在一定程度上可以互相替代，如图 1-3 所示。

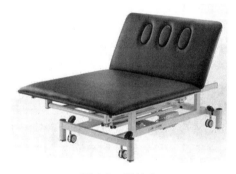

图 1-2　训练床

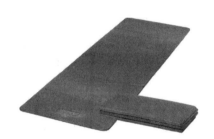

图 1-3　运动垫

3. 治疗师座凳

治疗师座凳又称 PT 凳，是治疗师在施以运动疗法时坐/用的小凳子，高度可调，凳下有万向轮，以配合运动训练，如图 1-4 所示。

4. 悬吊架

悬吊架是将肢体悬吊起来以减轻重力影响，通过改变躯体位置达到训练不同肢体关节的装置。它主要由网板、网板拉杆、网板的墙壁固定装置、立柱和多组滑轮训练单元、悬吊带、悬吊弹簧组成，滑轮悬吊在网板上。滑轮训练单元包括 S 形钩、滑轮、绳索等。网板一般高 2～2.5m，长 1.8～2.2m，宽 0.8～1.2m，如图 1-5 所示。悬吊架的主要作用如下。

(1) 肌力训练。可供患者进行辅助的主动运动。当患者的肌力恢复到一定水平(患者肢体肌肉已经开始收缩，但不足以抵抗肢体自身重量或地心引力的吸引)时，可用悬吊架把运动肢体吊起，以减轻自身重力的影响，进行运动训练；也可供患者进行抗阻活动。对于肌力能够抵抗外界阻力的患者，通过运动肢体远端拉动另一端挂有重物的绳索，进行克服重物阻力的主动活动。在肌力训练中，悬吊架往往与训练床配合使用。

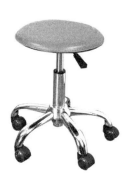

图 1-4 治疗师座凳

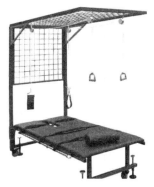

图 1-5 悬吊架

(2) 关节活动度训练，预防畸形。用于关节活动受限的患者。健康的肢体通过滑轮训练单元拉动患侧肢体，可以进行自我被动运动。利用滑轮训练单元配合以重物，可以进行关节周围挛缩肌肉的被动伸展。

(3) 调整、松弛训练。用悬吊带、悬吊弹簧把患者全身悬吊起来，进行松弛训练。

(4) 需要时也可以做颈椎牵引治疗。

5. 肋木

肋木是在两根立柱之间装置若干平行放置的圆形横木的框架。由于形状像肋骨的排列，取名肋木。

肋木的立柱高 3～3.2m，宽为 0.95m，横圆木的间隔为 15cm。训练时患者位于肋木前，双手抓握肋木或把身体固定于肋木上进行训练，如图 1-6 所示。肋木的主要作用如下。

(1) 力量训练的辅助用具，矫正异常姿势，防止异常姿势加剧。

(2) 患者抓住肋木进行身体上下活动，利用体重进行肌力及耐力增强训练。

(3) 做增大关节活动度的训练，如肩周炎、关节炎。

6. 姿势矫正镜

姿势矫正镜是供患者对身体姿势进行矫正训练的大镜子，可以映照全身。姿势矫正镜有的固定在墙上，有的带有脚轮，可以移动，配合训练使用，如图 1-7 所示。姿势矫正镜的主要作用如下。

(1) 为异常姿势患者提供镜像反馈，配合患者训练，以便自己观察步态、姿势异常等情况，主动加以纠正。

(2) 配合控制不随意运动，做提高平衡能力训练时使用。

(3) 康复师在进行训练时常用姿势矫正镜纠正患者姿势。

7. 功率自行车

功率自行车是位置固定的踏车，患者可骑此车进行下肢功能训练。在训练时它可以调整阻力负荷，也可记录里程、心率、消耗热量等数据，如图 1-8 所示。功率自行车的主要作用如下。

(1) 训练患者下肢的关节活动。

(2) 增强下肢肌力。

(3) 提高身体平衡能力。

(4) 增加心肺功能。

(5) 健身，提高整体功能。

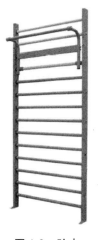

图 1-6　肋木

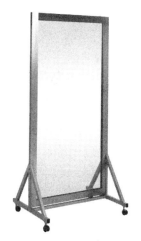

图 1-7　姿势矫正镜

8. 跑台

跑台又称活动平板，用于行走及跑步运动训练，能够设定速度、坡度，也可记录里程、时间、心率、消耗热量等数据，主要用于训练患者步行能力，矫正步态，提高心肺功能、肌肉耐力等，如图 1-9 所示。

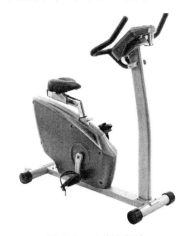

图 1-8　功率自行车

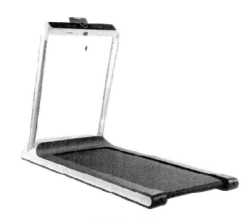

图 1-9　跑台

9. 平行杠

平行杠是供患者在进行站立、步行等训练时，用手扶住以支撑体重的康复训练器械，它类似于体操运动时应用的双杠，但可根据训练需要调节杠的高低和宽度，如图 1-10 所示。平行杠的主要作用如下。

（1）站立训练：帮助已完成坐位平衡训练的患者继续训练立位平衡和直立感觉，提高站立功能。

（2）步行训练：用于所有步行功能障碍者，患者练习步行时，手扶木杠，可以帮助下肢支撑体重，保证身体稳定性，或减轻下肢负重。在患者拄拐杖步行的初期，为防止跌倒，可以让患者先通过平行杠练习行走。

（3）肌力训练：利用平行杠做身体上举运动，可以训练拄拐杖步行所需的背阔肌、上肢伸肌肌力；也可用于步行所需臀中肌、腰方肌肌力的训练。

（4）关节活动度训练：下肢骨折、偏瘫等患者，用健足蹬在 10cm 高的台上，手握住平行杠，前后左右摆动患侧下肢，做保持或增大髋关节活动度的训练。

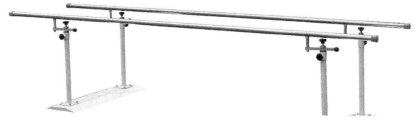

图 1-10　平行杠

10. 训练球

训练球主要指巴氏球，即充气的大直径圆球，如图 1-11 所示；还有花生球，形似花生的充气大球，如图 1-12 所示；Bosu 球，形状像半个皮球，平底可平稳地放于地上的充气半球体，如图 1-13 所示。训练球的主要作用如下。

（1）肌肉松弛训练：脑瘫患儿趴于球上，治疗师轻轻摇动球体，可降低患儿的肌张力，缓解痉挛，从而有利于患儿加强随意运动。

（2）平衡及本体感觉训练：提供弧形不稳定平面，患者趴、躺、靠、坐、跪、站于球上进行训练。

（3）综合训练的辅助器材。

图 1-11　巴氏球

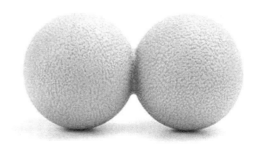

图 1-12　花生球

11. 哑铃

哑铃一般为 1～10kg，常用若干重量不等的哑铃组成哑铃组，用于增强肌力的训练，如图 1-14 所示。

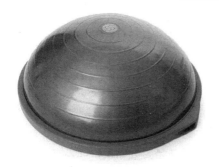

图 1-13　Bosu 球

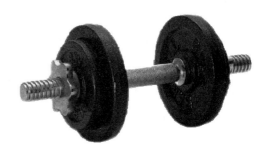

图 1-14　哑铃

12. 沙袋

沙袋是指装有铁砂的、具有固定重量的条形袋子，两端带有尼龙搭扣，可固定于肢体上作为负荷供患者进行抗阻活动。沙袋重量一般为 0.5～4kg，如图 1-15 所示。

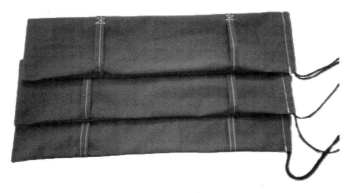

图 1-15　沙袋

13. 平衡板、平衡垫、气枕

这些是指用于训练患者的平衡功能的器材。平衡板为圆形硬质木板，下方凸起，形成不稳定平面，如图 1-16 所示。平衡垫为高密度发泡材质、表面柔软的长方形器材。气枕是充气式的圆盘结构。

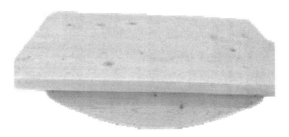

图 1-16　平衡板

患者可站或坐在平衡板上进行平衡及本体感觉训练。常与平行杠配合使用，平行杠起辅助支撑和保护作用。

14. 全身各部位力量训练器械

全身各部位力量训练器械如图 1-17 所示。

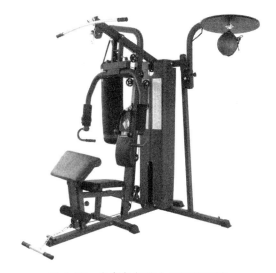

图 1-17　全身各部位力量训练器械

1.2.2　选择配置

除基本配置器械外，有条件的医院还应该配置运动疗法测评器械。

1. 心肺功能测评器械

心肺功能测评器械的测试内容包括心脏功能能力(F.C.)、最大摄氧量(VO₂max)、运动能力(E.C)、靶心率(THR)、运动时间、运动频度等，如图 1-18 所示。

2. 肌力测评器械

该设备用于有关肌力的测试与评价，测试内容丰富，但评估能力弱，主要是测试器械不同，测试结果样本量小。目前，肌力的评价主要采用左右比较、干预前后数据比较的方法，即自身比较的方法，因而难以对个体的力量做全面的评价。有些测试设备有不同人群的评估数据库，因而对力量评估诊断得较全面。肌力测评器械如图 1-19 所示。

该器械的核心测试内容包括脊柱前屈后伸、左右侧弯、左右旋转。整套测试时间只需 15min。

(1) 测试评估包括"运动员测试模式"和"普通人测试模式"两种不同的数据库，软件根据测试结果对核心区力量及力量平衡性进行 18 级的评估。

(2) 评估后可以生成训练项目、训练方式(向心/离心/等长训练)、组数、重复次数、时间间隔等内容的运动康复处方，在 8 件核心区专业训练器械上完成。

3. 平衡能力测评器械

平衡能力测评器械(见图 1-20)用于人体平衡能力评估，帮助改善病人的重心移动能力、本体感觉、踝关节活动能力，改善体重分配模式，缩短反应时间，改善病人认知能力。测试参数包括同步性参数、对角线体重转移参数、体重分布和谐度参数等。

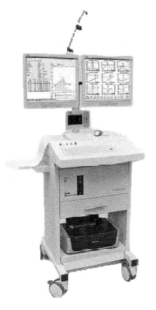

图 1-18　心肺功能测评器械

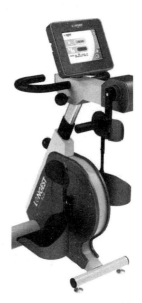

图 1-19　肌力测评器械

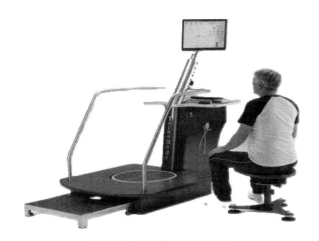

图 1-20　平衡能力测评器械

1.2.3　运动建筑器械的一般要求

1. 基地的选择与坐落方式

体育建筑的基地选择，应避开空气、土质和噪声污染较严重的地区，选择地势稍高，且土质颗粒较大、通透性好的地区。

室内体育建筑要充分利用日照，一般应坐北朝南或偏向东南、西南，使建筑物的长轴尽量与赤道平行。室外运动场的方位最好是正南北方向，即运动场的长轴与子午线平行，避免阳光直射。

2. 采光与照明

采光与照明,可分为自然采光和人工照明。自然采光是指白天利用窗户射入自然光线,其评定指标为采光系数和自然照度系数。采光系数即窗户面积与室内地面面积的比例,其标准是 1:3～1:5。自然照度系数是指在散射光线条件下,室内照度与室外照度的百分比(用照度计测量),系数越大,光线越好。人工照明是指利用电灯照明。人工照明的卫生要求是光线必须充足,室内照度不能小于 50lx,且光线均匀、不闪烁,不炫目刺眼,不产生浓影,不污染空气,不显著提高湿度,放射光谱最好接近日光光谱。

3. 通风

通风是指更新室内的空气。室内运动的空间应有良好的通风设施。通风可分为自然通风和人工通风两种。自然通风是指通过门窗和气流作用,与外界进行气体交换;人工通风是指利用机械手段促进气体交换。

4. 采暖与降温

建筑物的采暖、降温器械应尽量保证室内有适宜的气温(23～25℃),并保证室内各处室温相对均匀、稳定(温差为 2～2.5℃)。我国南北自然气候差异很大,采暖与降温的方法应尽量适应当地的自然条件。

1.2.4　室外运动场地与器械的要求

1. 田径场

田径场既要考虑每个项目有足够的合乎规格的场地,又要考虑教学、训练和比赛的方便。田径场的跑道应平整结实,富有弹性,无浮土,晴天保持一定的湿度,雨天应便于雨水的渗透,防止积水;应有 100m 以上的直线跑道;有条件的地方可采用全天候跑道。跳跃场地的助跑道卫生要求除同于跑道外,其方向应避开阳光的垂直照射;踏跳板应与地面平齐;沙坑的边缘宜为木质做成,并与地面平齐;坑内应填满三分锯末与七分干净沙子的混合物,使用前应掘松、耙平。跳高或撑竿跳高的沙坑应高出地面。投掷区必须与其他运动场地分开,在一个投掷区内不允许同时进行几种投掷运动,不允许同时面对面投掷,铁饼和链球场应设置护笼,以确保安全。室外单双杠、高低杠、爬竿、吊环等固定器械要经常检查有无螺丝锈蚀、松动或断裂,发现问题要及时修理。

2. 球场

球类场地中,篮球、排球场地应平坦结实,无碎石、浮土,不滑,地面软硬适宜(水泥场地地面硬度较大,三合土地面硬度较合适)。足球场最好有草皮(或人工草皮)。球场四周 2～2.5m 范围内不应设置任何障碍物,以免撞伤。

3. 游泳池

游泳池最重要的卫生要求是池水清洁。利用江河做游泳池,首先要确保水源无污染,水流速度不超过 0.5m/s,水深在 1～1.8m,池底无淤泥、树桩、水草、大石块等。每日对游泳池水质做 pH 等化学检测及细菌学检查。池边应有简易更衣池、淋浴、洗脚池和厕所等设备,并配备医护人员。

1.2.5　室内运动建筑设备的要求

1. 体操馆

体操馆使用面积人均占地 4m^2，木质地板应平坦而坚固，无裂缝，墙壁应平坦，无凸出部分或雕刻装饰，馆内光线充足，符合采光系数标准和人工照明要求。室内最好用吸尘器或湿式抹扫，以保持清洁，不能用滑石粉代替镁粉，进馆应穿软底鞋。体操器械安装牢固、平衡，必要处应钉上防滑胶皮；器械下方应安放海绵垫，两块垫间不能留有间隙，以防运动损伤；同时要注意采暖与降温。

2. 球类馆

馆内地面必须平整结实，不滑，无浮尘，安装木质地板。球类馆内光线明亮，采用人工照明时，室内灯光安装距地面的高度，篮球馆不低于 7.5m，排球馆不低于 8.5m，必须经常通风换气，保持室内空气新鲜。球场边线至墙壁距离不得小于 2m。

3. 游泳馆(池)

该设备的顺序应是更衣室—存衣室—厕所—准备活动室—淋浴室—涉水室—游泳池。游泳池的深水区、浅水区应严格分开。1.8m 以上的为深水区，跳水区深度须大于 3m。每人使用池水面积至少 5m^2。水质标准为：pH 7.2～8.0；余氯含量不低于 0.3mg/L；细菌总数不超过 100 个/mL；大肠杆菌不超过 3 个/L。水的透明度：站在岸上能看清放在池底任何一个地方的一个直径约为 10cm、中间有直径 5cm 圆孔呈黑色的圆盘。水温为 18～25℃，室温为 24～25℃。池壁、池底应平整、光滑、不透水。岸上有准备活动的平整空地。应有必要的急救设备和救生人员。换水方式可采用全换水式、流水式或循环式。

1.3　体育健康及运动康复技术的学习建议

肌体运动时，物质代谢和能量消耗增加，激素分泌和酶活性改变，酸性代谢产物堆积。运动引起的这些生理变化导致肌体对营养物质需要的改变。合理的膳食营养有助于消除肌体的疲劳，保持肌体良好的功能状态，防止肌体受伤生病。而营养不足或过度，会影响肌体健康，造成其运动能力下降。

1.3.1　遵循原则

1. 循序渐进原则

运动保健与康复运动中，通常比较容易控制运动负荷，这对致力于肌体功能恢复的患者来说是非常重要的。具体的运动负荷要根据患者的病情和实际情况来决定。为使身体不断获得运动刺激，就需要增加运动负荷，但需要注意的是，这个过程一定要本着循序渐进的原则进行，切勿贪快求大，而是要由小到大，动作由易到难，使身体逐步适应，并在适应过程中逐步增强机体功能，促使疾病痊愈和康复。如果违背这一原则，不仅不能达到使机体恢复的目的，还有可能加重病情。

2. 持之以恒原则

运动保健与康复的效果不是一朝一夕就可以获得的，它需要经历一个长期的锻炼过程，少则几个月，多则几年。因此，持之以恒是进行运动保健与康复的首要原则，只有这样才能最终达到从量变到质变的效果，从而实现保健与治疗的目的。

3. "因人制宜"原则

一般要根据患者的体质、年龄、性别，以及疾病的发生/发展规律、疾病性质、程度、疾病所处的阶段等，来决定运动保健与康复的方式方法、运动负荷及运动量。

4. 多法并举原则

运动保健与康复和药物疗法、手术疗法、物理疗法、合理的饮食、良好的作息制度等有机结合，综合并用，互为补充，相辅相成，能够获得更好的保健与治疗效果。

5. 动态管理原则

运动保健与康复练习中，除了要在开始之前进行充分的论证和可行性评估外，在康复进行过程中也需要随时观察病情变化，注意运动中是否出现不良反应等，如果存在不良变化，则应迅速采取措施，或是调整锻炼方法，或是适当降低运动量。运动后为稳妥起见，可以接受体检。保健与康复锻炼的运动量以中等运动量(脉搏 90～110 次/min)为宜，以稍感疲劳、身体微微发汗，运动后有欣快感为度。

1.3.2　运动与营养

1. 运动与碳水化合物

碳水化合物对于运动肌体最主要的功能之一就是提供能量。

1)　碳水化合物在运动过程中的供能特点

运动中最直接和最快速的能量消耗是三磷酸腺苷(ATP)，但体内 ATP 的储存量很少，仅能维持几秒，ATP 需要不断合成。糖是剧烈运动中 ATP 再合成的主要基质，它以糖原的形式分别储存于肌肉和肝脏。在无氧和有氧的情况下均能分解为 ATP 供给肌体使用。糖在有氧氧化时耗氧量少，不增加体液的酸度，是肌体基本且首选的供能物质。糖无氧酵解可生成两分子 ATP，反应终产物为乳酸，测定血、乳酸可反映运动员运动强度、训练水平、疲劳程度等情况。

2)　运动与补糖

(1)　补糖的意义。

补糖可分为运动前补糖、运动中补糖和运动后补糖。运动前补糖可增加肌糖原和肝糖原储备，还可增加血糖的来源。运动中补糖能够提高血糖水平，减少肌糖原消耗，延长耐力时间。运动后补糖可促进肌糖原合成，有利于消除疲劳。运动后补糖时间越早，肌糖原合成的速率越快，这是因为运动后骨骼肌糖原合成酶含量增高，活性增大，随着时间延长，酶含量和活性均逐步下降。

(2)　补糖的方法。

①　运动前补糖的方法有两种：一种是在大运动负荷训练和比赛前数日，将膳食中碳水化合物占总能量比增加到 60%～70%(或 10g/kg)；另一种是在运动前 1～4h 补糖 1～

5g/kg。固体糖和液体糖均可,但运动前 1h 补糖最好使用液体糖。

② 运动中补糖:一般采用液体糖,应遵循少量多次的原则,每隔 30~60min 补充一次,补糖量一般不低于 60g/h。

③ 运动后补糖:原则是补糖越早越好,最好运动后即刻、头 2 个小时内以及每隔 1~2h 连续补糖,补糖量为 0.75~1g/(kg·h),24h 内补糖总量为 9~12g/kg。

2. 运动与脂肪

1) 脂肪在运动过程中的供能特点

脂肪是运动的主要能源之一。某些长时间运动项目(如马拉松、铁人三项等)可适当增加脂肪的摄入,这不仅可以提供较多的能量,还可以维持饱腹感。运动训练可增加肌体对脂肪的氧化利用能力,脂肪供能的增加可节约体内的糖原和蛋白质。

脂肪也有不利于运动的方面:脂肪不易消化吸收,增加胃肠消化吸收的负担。脂肪代谢物会增加肝和肾的负担。脂肪还能引起血脂增高,使血液黏度上升,血流变慢,影响氧的运输,对运动造成不利影响。高脂饮食可使运动员在运动后血丙酮酸和乳酸含量增加。

2) 运动与补脂肪

一般来说,运动员脂肪的摄入量占总能量的 25%~30%,参加游泳和冰雪项目的运动员可增加到 35%。而登山运动员由于经常处在缺氧状态,膳食中的脂肪量比其他运动员应更少一些。所摄入的脂肪中,饱和脂肪酸、多不饱和脂肪酸和单不饱和脂肪酸的比例为 1:1:1~1:1:1.5,要特别注意控制饱和脂肪酸和胆固醇的摄入量。由于脂肪代谢产物蓄积会降低耐力并引起疲劳,运动前或比赛前不主张摄取高脂肪食物。

3. 运动与蛋白质

1) 蛋白质在运动过程中的供能特点

蛋白质在运动中供能的比例最小,其取决于运动的类型、强度、持续时间及体内肌糖原的状况。体内肌糖原储备充足时,蛋白质供能仅占总消耗的 5%左右;肌糖原耗竭时,蛋白质供能占总消耗的比例可上升到 10%~15%;在一般运动情况下,蛋白质提供 6%~7%的能量。骨骼肌可选择性摄取支链氨基酸(亮氨酸、异亮氨酸和缬氨酸)在长时间耐力型运动中进行氧化供能。

蛋白质供给不足,不利于细胞组织对运动性损伤的修复,还可引起运动性贫血;但蛋白质的摄入量不宜过多,过多的蛋白质可加重肝肾负担,增加酸性代谢产物,使疲劳提前出现。

2) 运动与补蛋白质

运动员应多摄取含优质、丰富蛋白质的瘦肉、鱼、蛋、大豆制品等,尤其是大豆制品和谷类食品的搭配,可使氨基酸模式得到互补,提高蛋白质的质量。

需要注意的是,过量补充氨基酸和蛋白质会引起一系列的副作用。因此,运动员在食用平衡膳食的条件下,不要过量补充氨基酸和蛋白质。

4. 运动与维生素

1) 维生素在运动过程中的供能特点

运动造成物质和能量代谢加强,使维生素的消耗量增加,同时,运动可使胃肠道吸收功能下降,使肌体对维生素的需要量和供给量增加。因此,运动员维生素的推荐量均高于普通人，不同项目的运动员维生素的推荐摄入量也不相同。

2)　运动与补维生素

(1)　维生素 A 可清除运动过程中的自由基，保护细胞膜。对视力要求较高的运动项目(如射击、射箭、乒乓球、跳水等)对维生素 A 的需要量比较高。但长期大量摄入维生素 A 可引起中毒，不可补充过多。类胡萝卜素是维生素 A 的安全来源，一般认为无明显毒性作用。

(2)　维生素 E 可以清除因肌肉收缩氧化反应中产生的自由基和过氧化物。有研究报道，运动员在高原或在低氧低压条件下训练，补充维生素 E 可以提高最大摄氧量，减少氧债和血乳酸等作用。

(3)　运动员很少出现严重的维生素 B2 缺乏症，一般仅发生维生素 B2 不足或边缘性缺乏。我国运动员维生素 B2 的推荐摄入量为 3.5mg/d，高于我国普通成年男女的膳食参考摄入量(分别为 1.4mg/d 和 1.3mg/d)。

(4)　维生素 B 缺乏可使肌肉无力，运动耐久力受损，神经兴奋性异常，容易疲劳。我国推荐运动员维生素 B 的适宜摄入量为 2.0～2.5mg/d。

(5)　缺乏维生素 C 会使运动中细胞的损伤程度加剧，充足的维生素 C 有利于修复受损的细胞。在进行长时间中等强度的运动负荷(如长跑、马拉松等)时，运动时间超过 2h，每消耗 4.184MJ 能量，需供给维生素 C 30mg。

1.3.3　康复治疗技术与方法

康复治疗的常用手段和方法有物理疗法、作业疗法、语言治疗、心理治疗、疗养康复护理、康复咨询等。

1. 物理疗法

物理疗法是指应用自然界和人工的各种物理因素作用于肌体以达到治疗与预防疾病的方法。物理疗法包括运动疗法和物理因子疗法(理疗)两种。

1)　运动疗法

即身心康复运动疗法，又称医疗体育，是康复治疗中最重要和最常用的功能训练方法。常用的运动疗法包括医疗体操、手法治疗、牵引、中国传统运动疗法(太极拳、八段锦等)。

2)　物理因子疗法

即利用一系列物理因子作用于人体产生不同的效果，如冷热场、电场、声波场等的物理作用。常见的物理因子治疗包括电疗、光疗、水疗、超声治疗、热疗、冷疗、磁疗、蜡疗等。

3)　物理治疗师的工作

物理疗法的执行者通常称为物理治疗师，其主要工作内容如下。

(1)　帮助患者保持床上各种正确卧姿。

(2)　帮助患者做被动运动。

(3)　床上移动及起立的训练。

(4) 主动活动训练指导。

(5) 康复功能评定。

(6) 制定运动处方。

(7) 指导患者进行体疗康复锻炼。

(8) 选择辅助用具，进行步态训练。

(9) 进行按摩、理疗、牵引等。

2. 作业疗法

作业疗法(occupational therapy，OT)是指导患者选择性地应用某项功能活动，以达到最大限度地恢复躯体、心理和社会方面的功能，增进健康，预防劳动能力丧失，预防残疾的发生和发展为目的的一种技术和方法，它是一项重要的康复医疗手段。发达国家的康复机构普遍设立了作业疗法科(室)。我国改革开放以来，医院实行分级管理，根据条例要求，各地相继成立了康复医学科，现代作业疗法亦逐渐开展起来。

1) 作业疗法的形式

作业疗法是没有特定形式的，只要是对治疗患者有意义的活动，都可以视作作业，其功能是帮助患者减轻及适应因功能缺陷所带来的不便。通过作业，可锻炼身体及心智方面的功能，使患者能恢复到生活上的角色。

常用的作业疗法有日常生活活动训练、职业性劳动训练、工艺劳动(泥塑、陶器工艺、编织等)、园艺劳动等，以及其他促进生活自理、改善日常生活素质的适应性处理和训练。通过作业疗法，患者出院后能适应个人生活、家庭生活、社会生活的需要。

2) 作业疗法的目的及作用

作业疗法是一项专业性较强的技术，它有自己的理论基础及应用基础，其目的是让患者通过有选择的作业活动，使躯体、心理和社会功能等最大限度地恢复或改善，它鼓励患者积极主动参与治疗，充分调动其主观能动性，增强自主、自立的信心。作业疗法的主要作用是促使肌体功能恢复，促进残余功能最大限度地发挥，改善精神状况以及就业前功能评定，帮助患者确定较适合的工作，增加就业机会。

3) 作业治疗师的责任

作业治疗师要根据患者的能力和背景，设计或选择对患者有意义的活动，帮助患者了解自己，并引导患者参与活动过程，以及享受治疗的效果。作业治疗师的工作内容包括功能评定和作业治疗训练两大方面，即接受患者，对其做出初步的评价，观察患者的职业能力，对观察结果进行分析鉴别，制定治疗程序，执行治疗程序，对效果进行评估，患者出院等。

4) 作业疗法的意义

每一项活动都需要人体的关节与肌肉的配合，患者通过主动的投入及不断的练习，身体的功能得到适当的发展及改善，从而有利于患者的康复。患者通过参与活动，增加社会交往的机会，可以使其心智得到改善，从而促进康复。

5) 作业治疗的辅助技术

在作业治疗过程中，常利用科技手段或辅助器具来增强残疾人的功能。辅助技术包括以下范畴。

(1) 日常生活辅助器具(aids to daily living)。

(2) 沟通交流辅助器具(augmentative and alternative communication)。

(3) 计算机辅助康复(computer assisted rehabilitation)。

(4) 工作改良(job accommodation)。

(5) 坐姿系统(seating and positioning system)。

(6) 轮椅(wheelchair)。

(7) 汽车改良(vehicle modification)。

(8) 娱乐辅助器具(recreation aids)。

3. 语言治疗

语言治疗(speech therapy，ST)又称语言矫治，主要是对失语、构音障碍、口吃，以及有听力和/或视力障碍的患者进行训练，改善其语言沟通能力。

语言治疗师的主要工作内容如下。

1) 语言功能评定

正常语言的形成有三个主要环节：输入(input)、综合(integration)及输出(output)。任一环节失调均会使语言出现障碍。语言功能评定只有包括上述三个环节，方能做出准确评定。

2) 语言矫治

由于病因不同，治疗原则亦有不同。语言矫治分别以医学康复(发音器官、听觉器官缺陷)、教育学康复(特殊教育)或心理学康复为重点。

4. 康复工程

康复工程(rehabilitation engineering)是运用工程学的原理和方法，应用电子、机械、材料等工艺技术，为残疾者设计和制作日常生活与职业劳动的辅助器械或其他器械，以期最大限度地补偿或恢复因伤、病所造成的肢体、器官缺损或功能的不足，提高生活自理的程度，增强学习及工作能力。

5. 心理治疗

大多数残疾患者存在某些异常心理表现，需要进行针对性的心理治疗(psychotherapy)。心理治疗师通过观察、试验、谈话和心理测试(性格、智力、人格、神经心理和心理适应能力等)，对患者进行心理学评价，并进行心理咨询和心理治疗。

常用的心理治疗方法有精神支持疗法、暗示疗法、催眠疗法、行为疗法、松弛疗法和音乐疗法等。

6. 文体治疗

体育和文娱活动不但可以增强肌力和耐力，改善平衡和运动协调能力，还能增强患者的自信心，在运动与娱乐活动中促进身心健康，从而改善患者的生理与心理功能状态。

7. 中国传统医学治疗

传统的中医疗法在康复治疗中有独特的优势，可按中医的理论将针灸、推拿、气功、武术、药膳等治疗手段合理地应用于康复治疗中，并以此作为康复治疗的有益补充。

8. 疗养康复护理

在疗养院或疗养地，利用矿泉、特殊气候、日光、空气、海水等自然因素，促进慢性病者和老年病者，以及手术后或急性病后体弱者康复。

9. 康复护理

根据总的治疗计划，在对残疾者的护理工作中，通过体位处理、心理支持、膀胱护理、肠道护理、辅助器械使用指导等，促进患者康复，预防继发性残疾。

10. 康复咨询

对残疾人或伤病员提供有关职业康复、社会康复的适应外界环境、参与社会生活等方面的咨询意见。通过面谈辅导，协助解决其在学习、职业、婚姻或家庭生活上、心理情绪上的困难和问题。

11. 社会康复服务

了解和评价患者的社会适应能力是至关重要的，这包括家庭成员构成情况和相互关系、社会背景、家庭经济情况、住房情况、社区环境等多个方面。通过这些评估，我们可以制定出相应的工作目标和计划，帮助患者尽快熟悉和适应环境，正确对待现实和将来，以获得社会福利及服务、保险和救济部门的帮助。

12. 职业康复治疗

依据患者致残前的职业史，对职业适应能力进行评价，制定康复治疗、训练、安置和随访等一系列工作目标和计划，并加以实施，以促进患者回归社会。

除以上康复手段外，还包括矫形手术、药物疗法、营养疗法等。

1.4 本章小结

运动保健就是为了保持身体健康，采取以肢体活动为主要形式的自我锻炼方法。随着运动保健的不断发展，出现了运动保健学，这是体育科学的学科之一。运动保健学是研究体质与健康教育及体育运动中的保健规律和措施的一门应用学科，是运动医学的一个分支。其主要任务是运用医学保健的知识和方法，对体育运动参加者进行医务监督和指导，使体育锻炼更好地达到增强体质、增进健康和提高运动技术水平的效果。

思考练习题

1. 如何理解运动康复？
2. 运动康复实施的目的有哪些？
3. 运动康复实施的禁忌症有哪些？
4. 运动康复实施的原则有哪些？

5. 运动康复实施中的常用器械有哪些？

6. 影响健康的因素是什么？

7. 运动保健与康复的特点是什么？

8. 运动建筑设备的一般要求是什么？

9. 室内运动建筑设备的要求是什么？

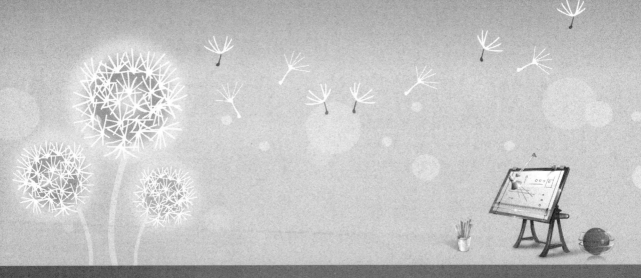

第 2 章　关节活动范围训练技术

关节活动范围是指关节活动时所通过的运动弧。由于各种原因，如关节周围纤维组织挛缩与粘连，可能会导致关节活动范围障碍，进而影响肢体功能。关节活动训练的目的是运用多种康复训练的方法增加或维持关节活动范围，从而提高肢体的运动能力。

2.1　关节活动范围训练技术概述

2.1.1　关节活动基础

关节活动范围训练是一种运动疗法技术，旨在通过多种方法消除因组织粘连和肌肉痉挛等多因素引发的关节功能障碍，也可称为关节活动技术。训练方法有徒手训练和器械训练。

关节活动范围
训练技术概述

1. 关节的构成

关节结构基本构造和辅助结构两部分如图 2-1 所示。

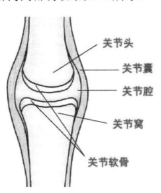

关节头
关节囊
关节腔
关节窝
关节软骨

图 2-1　关节结构图

(1)　基本构造包括关节头、关节囊和关节腔。

(2)　辅助结构包括关节窝、关节软骨。

2. 关节的类型

(1) 根据关节的运动分三类：①不动；②少动；③活动。

(2) 根据关节运动轴心或自由度多寡分三类：①单轴；②双轴；③多轴。

3. 关节的运动

(1) 运动轴包括单轴、双轴、三轴。

(2) 运动平面包括矢状面、额面、横面，如图 2-2 所示。

(3) 运动方向包括屈、伸、内收、外展、旋内、旋外、内翻、外翻、背屈、跖屈、环转等。

(4) 关节活动的类型有：①主动关节活动；②主动—助力关节活动；③被动关节活动。

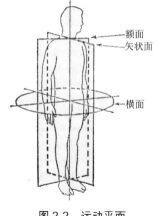

图 2-2　运动平面

(5) 影响关节活动度和稳定性的因素有：①构成关节两个关节面的弧度之差；②关节囊的厚薄与松紧度；③关节韧带的强弱与多少；④关节周围肌群的强弱与伸展性。

2.1.2　影响关节活动的主要因素

影响关节活动
的主要因素

影响关节活动的主要因素有以下几点。

1. 生理因素

(1) 拮抗肌的肌张力。

(2) 软组织相接触。

(3) 关节的韧带张力。

(4) 关节周围组织的弹性情况。

(5) 骨组织的限制。

2. 病理性因素

(1) 关节周围软组织挛缩。

① 创伤、烫伤——肌肉皮肤瘢痕化形成的疤痕与皮下软组织粘连，也会降低关节的活动范围，影响关节的主动、被动运动。

② 长期制动——失用性萎缩。

(2) 神经性肌肉挛缩。

① 反射性挛缩：为了减少疼痛，长时间将肢体置于某一种强制体位造成的挛缩。

② 痉挛性挛缩：中枢神经系统疾患所致的痉挛性疾患，因肌张力亢进造成的挛缩。

③ 弛缓性挛缩：因末梢神经疾患所致的弛缓性瘫痪造成的挛缩。

(3) 关节内异物：关节组织外伤后，包膜内纤维状软骨撕裂使关节内产生异物，造成关节活动受限。

(4) 关节疾患：类风湿性关节炎、关节僵硬、异位骨化、骨肌炎等。

2.1.3　关节活动范围训练原则

关节活动范围训练的原则有以下几点。

(1) 在功能评定的基础上，决定训练的形式，如被动训练、主动—辅助训练和主动训练等。

(2) 患者处于舒适体位，同时确保患者处于正常的身体列线；必要时除去影响活动的衣服、夹板等固定物。

(3) 治疗师选择能较好发挥治疗作用的功能位。

(4) 扶握被治疗关节附近的肢体部位，以控制运动。

(5) 对过度活动的关节、近期骨折的部位或麻痹的肢体等结构完整性较差的部位予以支持。

(6) 施力不应超过有明显疼痛范围的极限。

(7) 关节活动训练可在解剖平面(额面、矢状面、冠状面)、肌肉可拉长的范围、组合模式(数个平面运动的合并)、功能模式等情况下进行。

2.2　关节活动范围训练方法

关节活动
训练实施

关节活动范围训练方法包括被动运动、主动—助力运动、主动运动三种。

2.2.1　被动运动训练

被动运动训练的定义和方法如下。

1. 被动运动训练的定义

被动运动训练是指患者自身或在治疗师帮助下完成关节运动，以维持和增大关节活动范围的训练方法，如图 2-3 所示。

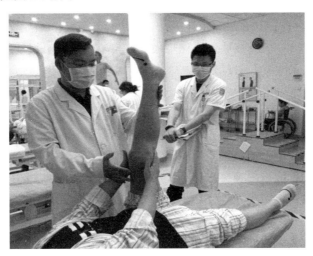

图 2-3　被动运动训练

2. 适应症与禁忌症

1)　适应症

因力学因素所致软组织的挛缩与粘连、疼痛及肌痉挛；神经性疾患所致的关节活动范围减小和受限；不能主动活动者，如昏迷、完全卧床等。

2)　禁忌症

各种原因所致的关节不稳定、关节内未完全愈合的骨折、关节急性炎症或外伤所致的肿胀、骨关节结核和肿瘤等。

3. 操作方法与步骤

(1)　患者取舒适、放松体位，肢体充分放松。

(2)　按病情确定运动顺序，由近端到远端(如肩到肘，髋到膝)的顺序有利于瘫痪肌的恢复；由远端到近端(如手到肘，足到膝)的顺序有利于促进肢体血液和淋巴回流。

(3)　固定肢体近端，托住肢体远端，避免替代运动。

(4)　动作缓慢、柔和、平稳，有节律，避免冲击性运动和暴力。

(5)　操作在无痛范围内进行，活动范围逐渐增加，以免损伤。

(6)　用于增大关节活动范围的被动运动可出现酸痛或轻微的疼痛，但可耐受；不应引起肌肉明显的反射性痉挛或训练后持续疼痛。

(7)　从单关节开始，逐渐过渡到多关节；不仅有单方向，而且应有多方向的被动活动。

(8)　患者感觉功能不正常时，应在有经验的治疗师指导下完成被动运动。

(9)　每一动作重复 10～30 次，2～3 次/天。

4. 注意事项

(1)　每个关节在正常活动的范围内进行。

(2)　固定关节的近端，被动活动远端。

(3)　运动时根据损伤程度缓慢进行。

(4)　必须熟练掌握关节解剖学结构、关节的运动方向、运动平面及各个关节活动范围的常值等。

(5)　在骨折或肌腱缝合术后，该训练要在充分固定和保护下进行。

(6)　体位避免频繁变动，能在同一体位进行的运动尽量集中进行。

2.2.2　器械被动关节活动训练

这种训练方法是指利用专用器械使关节进行持续较长时间缓慢被动运动的训练方法。

1. 器械用具

对不同关节进行连续被动运动训练，可选用各关节专用的连续被动运动训练器械，如针对下肢、上肢甚至手指等外周关节的专门训练器械，如图 2-4 至图 2-8 所示。

2. 适应症与禁忌症

(1)　适应症：四肢骨折切开复位内固定术后；关节成形术、人工关节置换术、关节韧带重建术后；滑膜切除术后；各类关节炎、关节挛缩、粘连松解术后等。

(2)　禁忌症：正在愈合的组织和使用抗凝治疗时，不宜采用或谨慎使用。

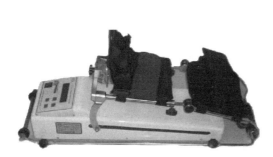

图 2-4　训练器械(1)

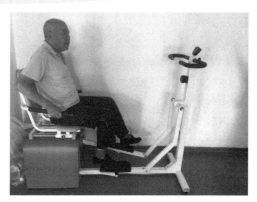

图 2-5　训练器械(2)

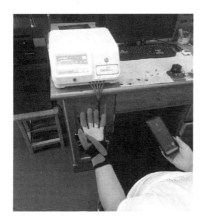

图 2-6　训练器械(3)

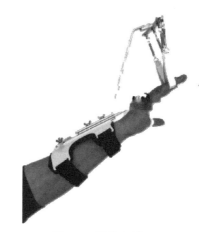

图 2-7　训练器械(4)

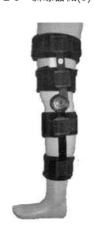

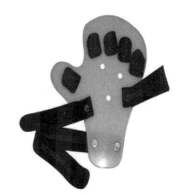

图 2-8　训练器械(5)

2.2.3　主动—助力关节活动训练

　　这种训练方法是指在外力辅助下，患者主动收缩肌肉完成的运动或动作。助力可由治疗师、患者健肢、器械、引力或水的浮力提供。这种运动常采用由被动运动向主动运动过渡的形式，其目的是逐步增强肌力，建立协调动作模式，如图 2-9 所示。

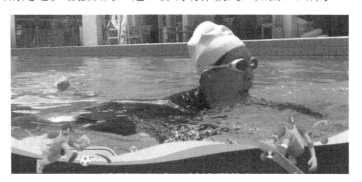

图 2-9　主动—助力关节活动训练

1. 器械用具

器械用具主要包括肩梯、体操棒、滑板、滑轮装置、治疗师或患者健肢等，如图 2-10 至图 2-15 所示。

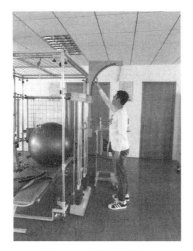

图 2-10　训练器械(1)

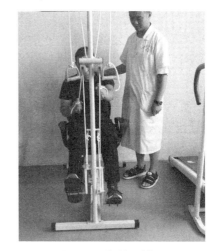

图 2-11　训练器械(2)

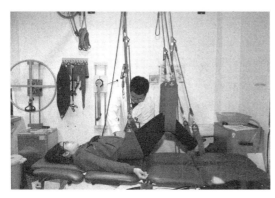

图 2-12　训练器械(3)

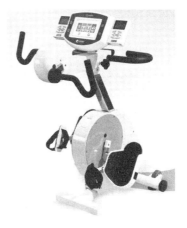

图 2-13　训练器械(4)

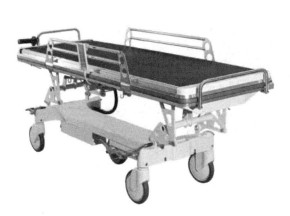

图 2-14　训练器械(5)

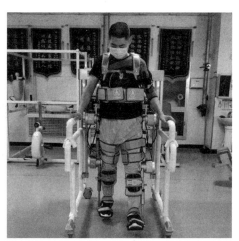

图 2-15　训练器械(6)

2. 适应症与禁忌症

(1) 适应症：肌力低于 3 级，能主动运动的患者；各种原因所致的关节粘连或肌张力增高而使关节活动受限，能进行主动运动的患者；用于改善心肺功能的有氧训练等。

(2) 禁忌症：骨折内固定不稳定、关节脱位未复位、关节急性炎症、骨关节结核和肿瘤等。

3. 操作方法与步骤

(1) 由治疗师或患者健侧肢体徒手或通过棍棒、绳索和滑轮等装置帮助患肢主动运动，兼有主动运动和被动运动的特点。

(2) 训练时，助力可提供平滑的运动；助力常加于运动的开始和终末，并随病情好转逐渐减少。

(3) 训练中应以患者主动用力为主，并做最大努力；任何时间均只给予完成动作的最小助力，以免助力替代主动用力。

(4) 关节的各方向依次进行运动。

(5) 每个动作重复 10～30 次，2～3 次/天。

4. 注意事项

(1) 治疗师解释动作要领，使患者了解训练的作用和意义，密切合作。

(2) 训练时，给予有力的语言鼓励，以增强训练效果。

(3) 对于骨折未愈合等情况应给予充分的支持和保护。

(4) 尽量选择适宜的助力，常加于运动的起始和终末，以鼓励患者主动用力为主，随治疗进展逐渐减少助力的帮助。

(5) 训练强度由低到高，训练时间逐渐延长，训练频度逐渐增多，根据患者的疲劳程度调节运动量。

2.2.4　主动运动训练

主动运动训练是指患者主动用力收缩肌肉完成的关节运动或动作，以维持关节活动范围的训练。

1. 器械用具

主动运动训练的训练器械如图 2-16 所示。

2. 适应症与禁忌症

(1) 适应症：肌力 3 级以上，能主动运动的患者；需要改善心肺、神经协调功能的患者等。

(2) 禁忌症：骨折未完全愈合、关节急性炎症、关节脱位未复位、骨关节结核和肿瘤等患者不宜使用。

3. 操作方法与步骤

(1) 根据患者情况选择进行单关节或多关节、单方向或多方向的运动；根据病情选择体位，如卧位、坐位、跪位、站位和悬挂位等。

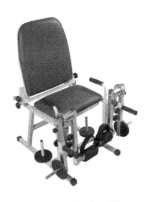

图 2-16　训练器械

(2) 在康复医师或治疗师指导下由患者自行完成所需的关节活动；必要时，治疗师的手可置于患者需要辅助或指导的部位。

(3) 主动运动时动作宜平稳缓慢，尽可能达到最大幅度，用力到引起轻度疼痛为最大限度。

(4) 关节的各方向依次进行运动。

(5) 每个动作重复 10～30 次，2～3 次/天。

4. 注意事项

(1) 训练前向患者解释治疗的目的和动作要领，以获得患者的配合。

(2) 对于骨折未愈合等情况应给予充分的支持和保护。

(3) 主动活动时尽可能达到最大关节活动范围，用力至引起轻微疼痛为最大限度。必要时结合肌肉抗阻练习。

(4) 训练中动作平缓、柔和，有节律地重复数次，尽可能达最大活动范围后维持数秒。

(5) 对神经系统疾病的患者进行主动运动时，早期以闭链主动活动为主，恢复期后以开链和闭链运动交替进行训练。

5. 治疗顺序

主动运动的治疗顺序如图 2-17 所示。

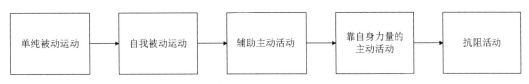

| 单纯被动运动 | → | 自我被动运动 | → | 辅助主动活动 | → | 靠自身力量的主动活动 | → | 抗阻活动 |

图 2-17　治疗顺序

2.3 各关节活动技术

1. 上肢关节活动技术

1) 肩部关节

(1) 被动活动技术包括以下操作技术。

① 肩关节前屈，如图 2-18 所示。

② 肩关节后伸，如图 2-19 所示。

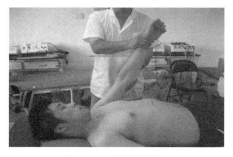
图 2-18 肩关节前屈

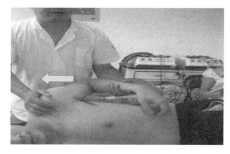
图 2-19 肩关节后伸

③ 肩关节外展，如图 2-20 所示。

④ 肩关节水平外展和内收，如图 2-21 所示。

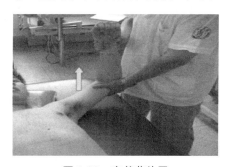
图 2-20 肩关节外展

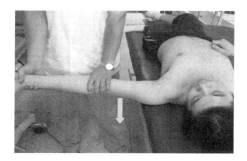
图 2-21 肩关节水平外展和内收

⑤ 肩关节内旋、外旋，如图 2-22 所示。

⑥ 肩胛骨被动活动，如图 2-23 所示。

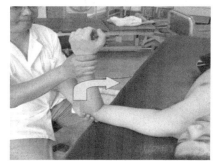
图 2-22 肩关节内旋、外旋

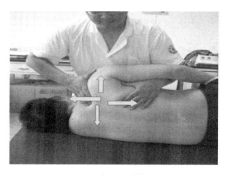
图 2-23 肩胛骨被动活动

（2）　主动助力活动技术常用的有器械练习、滑轮练习，此外，还包括肩轮、肋木、吊环等训练方法，如图 2-24 所示。

（3）　主动活动技术如图 2-25 所示。

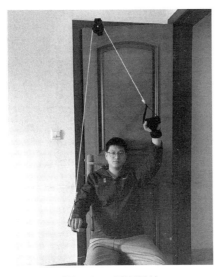

图 2-24　吊环训练

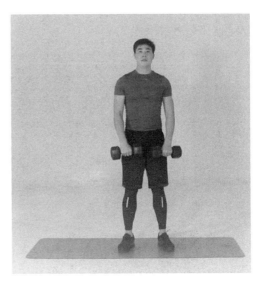

图 2-25　哑铃训练

2）　肘关节

（1）　被动活动技术包括以下操作技术。

①　肘关节屈曲和伸展，如图 2-26 所示。

②　前臂旋转，如图 2-27 所示。

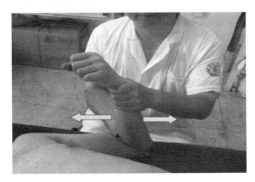

图 2-26　肘关节屈曲和伸展

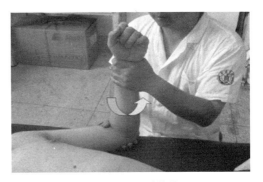

图 2-27　前臂旋转

（2）　主动助力活动技术包括器械练习、滑轮练习、前臂旋转训练器练习等，如图 2-28 所示。

（3）　主动活动技术常用器械如图 2-29 所示。

3）　腕关节和手指关节

（1）　被动活动技术。

①　腕关节的屈曲、伸展、外展、内收。

②　掌指关节的活动。

③ 指骨间关节的活动。

(2) 主动活动技术。

① 拇指、腕掌关节可进行屈、伸、内收、外展及旋转。

② 结合日常生活活动，自主进行掌指关节的屈曲、伸展、外展、内收动作以及指间关节的屈伸、伸展动作。

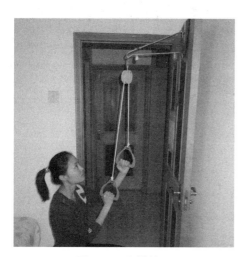

图 2-28　器械练习

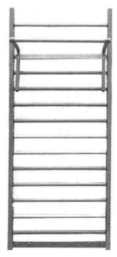

图 2-29　肘关节主动活动技术常用器械

2. 下肢关节活动技术

1) 髋关节

(1) 被动活动技术。

① 髋关节前屈，如图 2-30 所示。

② 髋关节后伸，如图 2-31 所示。

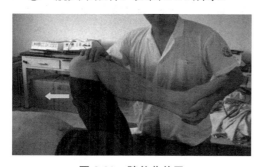

图 2-30　髋关节前屈

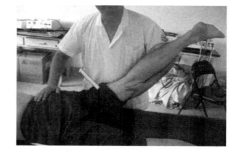

图 2-31　髋关节后伸

③ 髋关节内收、外展，如图 2-32 所示。

④ 髋关节内旋、外旋，如图 2-33 所示。

(2) 主动助力活动技术。

① 髋关节屈曲训练。

② 髋关节内收、外展训练。

③ 主动活动技术。

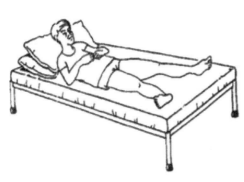

图 2-32　髋关节内收、外展

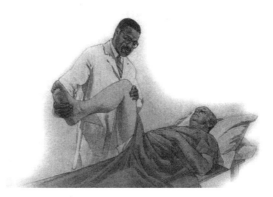

图 2-33　髋关节内旋、外旋

2)　膝关节

(1)　被动活动技术。

膝关节的屈曲和伸展，如图 2-34 所示。

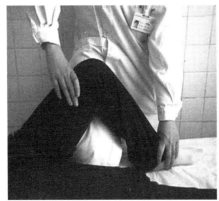
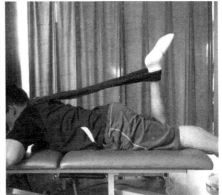

图 2-34　膝关节的屈曲和伸展

(2)　主动助力活动技术。

滑轮悬吊。

(3)　主动活动技术。

患者取坐位或卧位，主动进行膝关节伸展训练。

3)　踝及足关节

(1)　被动活动技术。

①　踝关节背屈，如图 2-35 所示。

②　踝关节跖屈，如图 2-36 所示。

③　踝关节内翻、外翻。

④　跗横关节旋转。

⑤　趾间关节和跖趾关节的屈伸和外展、内收。

(2)　主动助力活动技术。

①　踝关节屈伸训练器。

②　踝关节内翻、外翻训练器。

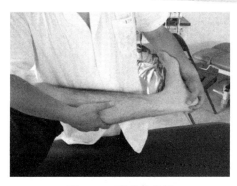

图 2-35 踝关节背屈

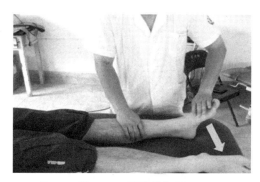

图 2-36 踝关节跖屈

3. 躯干活动技术

1) 颈区活动技术

(1) 被动活动技术，如图 2-37 所示。

① 前屈—后伸。

② 侧屈。

③ 左右旋转活动。

(2) 主动活动技术。

前屈、后伸：颈部向前屈，停留数秒后，慢慢回到开始位置，然后再做后伸练习。

2) 腰区活动技术

(1) 被动活动技术：髋和骨盆向相反的方向旋转，如图 2-38 所示。

(2) 主动活动技术：做前屈、后伸、侧屈、左右旋转活动。

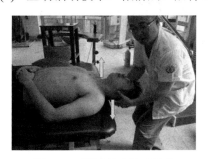

图 2-37 颈区被动活动技术

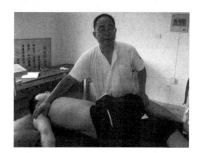

图 2-38 腰区被动活动技术

4. 持续被动运动(CPM)

1) 作用机制

(1) 温和而持续地牵伸，保持关节活动范围。

(2) 保持软骨营养，防止它发生退变性变化。

(3) 关节面获得较好的塑形，从而减少以后发生骨关节疾病的机会。

(4) 增加修复的韧带强度。

(5) 减轻疼痛。

(6) 作用时间长，运动缓慢、稳定、可控，因而安全、舒适。

2)　具体实施方法

(1)　仪器设备。

由活动关节的托架和控制运动的机构组成。

(2)　操作程序。

①　确定使用时间。

②　确定关节运动弧的大小和位置。

③　确定运动速度。

④　确定疗程。

3)　应用范围

(1)　适应症。

①　骨折，特别是关节内或干骺端骨折、切开复位内固定术后。

②　关节成形术、人工关节置换术、关节韧带重建术、滑膜切除术后。

③　创伤性关节炎、退变性关节炎、肩周炎、类风湿性关节炎及化脓性关节炎引流术后。

④　关节挛缩、粘连松解术后。

⑤　关节软骨损伤、自体骨膜或软骨膜移植修复术后。

(2)　禁忌症。

产生对关节面有害的应力时，造成正在愈合组织过度紧张时，以及手术切口与肢体长轴正交者不宜采用。

(3)　注意事项。

不要夹闭引流管。肩袖广泛修补术后，不宜开展肘关节连续被动运动。注意避免合并使用抗凝治疗。

2.4　神经肌肉促进疗法

神经肌肉促进疗法，又称为神经发育疗法或神经发育促进技术(neuro development treatment，NDT)，是应用神经发育学、神经生理学的基本原理和法则来治疗脑损伤和周围神经损伤后运动障碍的一类康复治疗技术与方法。其典型代表为 Brunnstrom 技术、Bobath 技术、Rood 技术、本体感觉神经肌肉促进技术(PNF 技术，又称为 Kabat-Knott-Voss 技术)及运动再学习技术(又称为 Carr-Shepherd 技术)。这些疗法具有以下共同特点。

(1)　以神经系统作为治疗的重点对象，按照个体发育的正常顺序，通过对外周(躯干和肢体)的良性刺激，抑制异常的病理反射和病理运动模式，引出并促进正常的反射和建立正常的运动模式。

(2)　在治疗中应用多种感觉刺激，包括躯体、语言、视觉等，并认为重复强化训练对动作的掌握、运动的控制及协调具有十分重要的作用。

(3)　按照头—尾、近端—远端的顺序治疗，将治疗变成学习和控制动作的过程。

在治疗中强调先做等长训练(如保持静态姿势)，后做等张训练(如在某一姿势上做运动)；先训练离心性控制(如离开正常姿势的运动)，再训练向心性控制(如背离姿势的运动)；先掌握对称性的运动模式，后掌握不对称性的运动模式。

(4) 把治疗与功能活动特别是日常生活活动(ADL)结合起来,在治疗环境中学习动作,在实际环境中使用已经掌握的动作,并进一步发展技巧性动作。

1. Brunnstrom 技术

Brunnstrom 技术的基本点是在脑损伤后恢复过程中的任何时期,使用可利用的运动模式来诱发运动反应,强调在整个恢复过程中逐渐向正常、复杂的运动模式发展,主张在恢复早期利用某些异常的模式来帮助患者控制肢体的共同运动,达到患者最终能自己进行独立运动的目的。

1) 适应症

中枢神经系统疾患,包括儿童脑瘫、成人偏瘫及其他有运动控制障碍的患者。

2) 禁忌症

非中枢神经系统的疾患。

3) 仪器设备

不需要特别的器械。

4) 操作程序

(1) 基本技术与方法。

① Brunnstrom Ⅰ～Ⅱ期。

通过近端牵拉引起屈曲反应,采用轻叩引起屈肌共同运动;轻叩或牵拉上肢伸肌群以引起伸肌的共同运动;牵拉瘫痪肌肉,先引出屈肌反应或共同运动,再引出伸肌反应或共同运动,早期应用视觉和本体刺激。

② Brunnstrom Ⅲ期。

学会随意控制屈肌、伸肌共同运动。促进伸肘反应:一是利用紧张性迷路反射;二是利用不对称紧张性颈反射;三是前臂旋转;四是利用紧张性腰反射;五是通过联合反应促进伸肘。把共同运动应用到功能活动中:一是屈曲共同运动,如患手拿外衣、手提包等;二是伸展共同运动,如穿衣时患手拿衣服让健手穿入健侧衣袖中;三是联合交替应用共同运动,如擦桌子、拿衣服、编织等。把共同运动与 ADL 结合起来,如进食、洗脸、梳头、洗健侧肢体等。

③ Brunnstrom Ⅳ期。

训练患手放到后腰部。训练手的功能活动,如伸、屈、抓握及放松。

④ Brunnstrom Ⅴ期。

巩固肩部功能,增强肘及前臂的训练,强化手的训练。

⑤ Brunnstrom Ⅵ期。

按照正常的活动方式来完成各种日常生活活动,加强上肢协调性、灵活性及耐力的训练,以及手的精细动作训练。

(2) 常用反射及模式。

① 紧张性反射。

对称性颈反射:头前屈时,双上肢屈曲与双下肢伸展;头后伸时,双上肢伸展与双下肢屈曲。非对称性颈反射:头转向一侧时,同侧上下肢伸展和对侧上下肢屈曲。紧张性迷路反射:头处于中间位,仰卧时,四肢伸展或伸肌张力增强;俯卧时,四肢屈曲或屈肌肌张力增强。紧张性腰反射:上部躯体对骨盆位置变动所表现的肢体肌张力变化。

②　联合反射。

健侧上肢抗阻屈曲或伸展，可引起患侧上肢屈肌或伸肌的协同运动；健侧下肢抗阻屈曲或伸展可引起患侧下肢的相似运动。患侧上肢用力屈曲或伸展亦可引起同侧下肢出现相同动作。

③　协同运动。

上肢协同运动：屈肌协同运动包括肩胛骨后缩或抬高、肩关节外展外旋、肘屈曲、前臂旋后、腕和手指屈曲。下肢协同运动：屈肌协同运动包括髋关节屈曲、外展外旋、膝关节屈曲、踝背屈内翻、趾背屈。

5)　注意事项

(1)　治疗师必须熟悉脑损伤后的异常病理模式。

(2)　治疗师必须熟悉肢体功能恢复的 Brunnstrom 分期。

2. Rood 技术

Rood 技术又称多种感觉刺激技术，其主要方法是在皮肤的某些特殊区域施加温和的机械刺激或表面热刺激，并按照个体的发育顺序，通过应用某些动作的作用引出有目的的反应。

1)　适应症

中枢神经系统疾患，如儿童脑瘫、成人偏瘫，以及其他有运动控制障碍的患者。

2)　禁忌症

非神经系统疾患。

3)　仪器设备

不需要特殊的器械。

4)　操作程序

(1)　触觉刺激。

①　快速刷擦：用软毛刷在治疗部位的皮肤上做 3～5s 的来回刷动，或在相应肌群的脊髓节段皮区刺激；如 30s 后无反应，可以重复 3～5 次。

②　轻触摸：用轻手法触摸手指或脚趾间的背侧皮肤、手掌或足底部，以引出受刺激肢体的回缩反应。

(2)　温度刺激。将冰放在局部 3～5s，然后擦干，可以引起与快速刷擦相同的效应。因为冰可引起交感神经的保护性反应(血管收缩)，所以应避免在背部脊神经后支分布区刺激。

(3)　牵拉肌肉。

①　快速、轻微牵拉肌肉，可即刻引起肌肉收缩。

②　轻叩肌腱或肌腹，可以产生与快速牵拉相同的效应。

③　持续牵拉或将已经延长的肌肉保持在该位置数分钟、数日甚至数周，可以抑制或减轻痉挛。

(4)　挤压。

①　挤压关节：可引起关节周围的肌肉收缩。对骨凸处加压具有促进与抑制的双向作用。

②　轻压背部：在治疗儿童脑性瘫痪时，由颈后部开始从上而下轻压脊柱两侧肌肉，

直至脊柱尾部，3～5 min 后可以放松全身肌肉。

③ 加压肌腹：当手的屈肌腱痉挛或挛缩时，在手的屈肌腱上持续加压可使该肌肉放松。挤压肌腹可引起与牵拉肌梭相同的牵张反应。

④ 肢体负重：可以将患者放置在肢体负重体位上，通过负重时的挤压和加压来刺激关节周围感受器，促进姿势的稳定。

(5) 特殊感觉刺激听觉和视觉刺激可用来促进或抑制中枢神经系统；节奏明快的音乐具有促进作用，节奏舒缓的音乐具有抑制作用；治疗者说话的音调和语气可以影响患者的行为；光线明亮、色彩鲜艳的环境可以产生促进效应。

(6) 吞咽和发音障碍在局部采取比较强的刺激，如轻刷上嘴唇、面部和咽喉部；用冰刺激嘴唇和面部，用冰擦下颈部的前面；抗阻吸吮。

5) 注意事项

(1) 应用时，根据患者个体运动障碍程度和运动控制能力的发育阶段，由低到高，循序渐进。

(2) 冰刺激和刷拂的促进作用仅在治疗即刻和结束后 45～60s 内有效。刺激宜重复多次进行，否则难以奏效。

3. Bobath 技术

Bobath 技术是由英国物理治疗师 Bobath 夫妇根据英国神经学家 Jachson 的"运动发育控制理论"，经过多年的康复治疗实践而逐渐形成的。这一技术被认为是 20 世纪治疗神经系统疾患，特别是中枢神经系统损伤引起的运动障碍(如儿童脑瘫、成人偏瘫等)最有效的方法之一。

1) 适应症

中枢神经系统损伤引起的运动障碍，如儿童脑瘫、成人偏瘫等。

2) 禁忌症

非中枢神经系统损伤引起的运动障碍，效果较差。

3) 仪器设备

不需要特殊的器械。

4) 操作程序

(1) 控制关键点。治疗师通过在关键点上的手法操作来抑制异常的姿势反射和肌张力，引出或促进正常的肌张力、姿势反射和平衡反应。对关键点的控制是 Bobath 技术中手法操作的核心，常与反射性抑制综合应用。

(2) 反射性抑制。

① 躯干肌张力增高时。躯干屈肌张力增高时，把头部放置在过伸位，可以降低屈肌张力，增加伸肌张力；躯干伸肌张力增高时，把头放置在屈曲位，可以降低伸肌张力，增加屈肌张力；躯干屈肌与伸肌张力均增高时，可以通过旋转躯干(保持骨盆节动)来抑制。

② 肢体肌张力增高时。屈肌张力增高时，可取肢体外旋位；外展肌张力增高时，可取肢体内旋位；上臂屈肌痉挛时，可取肢体的对称性伸展(保持头在中立位，以排除不对称紧张性颈反射)；躯干、头、肢体的伸肌张力均增高时，使髋屈曲外展并屈膝即可抑制。

③　出现痉挛时。颈、臂及手出现屈曲痉挛时，可取上臂水平外展或对角线伸展来抑制；躯干与髋出现痉挛时，可将臂上举过头，以促进躯干及髋的伸展。

(3)　调正反应。

①　发自颈部，作用于躯干：由于头部与躯干之间的位置变化而使躯干转动。在仰卧位时，将头部转向一侧，由于颈部受刺激而出现胸、腰、下肢转动。

②　发自迷路，作用于头部：当躯干位置倾斜时，保持头部直立、面部垂直、眼睛水平位的动作。例如，患者在座椅上，被动向左右倾斜时的头部反应。

③　发自躯干，作用于颈部：其反应为上半身或下半身扭动时，另一半随之转动成一直线。例如，患者仰卧，将肩胛带或骨盆扭转，带动躯干转动。

④　发自眼睛，作用于头部：当躯干位置倾斜时，由于来自眼部的刺激，而将头部保持正确位置。

(4)　平衡反应。当人体突然受到外界刺激引起重心变化时，四肢和躯干出现一种自动运动，以恢复重心到原有稳定状态。治疗中可以通过改变患者的姿势来诱发平衡反应。

(5)　感觉刺激。

①　加压或负重：通过施加压力与阻力来增加姿势性张力，减少不自主运动。

②　放置及保持：放置是将肢体按要求放在一定的位置上；保持是指肢体在无帮助情况下，停留在某一位置。两者常一起应用。

③　轻推：压迫性轻推，即挤压关节；抑制性轻推，诱发无力肌肉收缩；交替性轻推，用方向相反的手法轻推患者，以引出平衡反应。

5)　注意事项

(1)　熟悉人体的关键点，包括：中部关键点，如头部、躯干、胸骨中下段；近端关键点，如上肢的肩峰、下肢的髂前上棘；远端关键点，如上肢的拇指、下肢的脚趾。

(2)　在应用反射性抑制模式时，用力不可过度，达到松弛痉挛即可；治疗不要同时在各处进行，也不应在痉挛最明显处开始；应逐渐让患者自行学会应用如上方法；充分运用头、肩胛、骨盆等关键部位；抑制痉挛后，应开展主动活动和日常生活活动。

(3)　促进平衡反应时，要从前方、后方、侧方或对角线方向推/拉患者，使其达到或接近失衡点；密切监控，让患者有安全感，但又不能使患者过分依赖。

(4)　治疗虽然应遵循运动发育顺序的规律，但并非一成不变，可以根据患者的具体情况和对动作的控制能力，因人而异。

4. 本体感觉神经肌肉促进技术

本体感觉神经肌肉促进技术简称本体促进技术。

1)　适应症

(1)　瘫痪，尤其是脑性瘫痪。

(2)　骨科损伤性疾病、运动创伤、周围神经损伤和关节炎所致的功能障碍。

2)　禁忌症

除某些技术有一定禁忌症外，一般无特殊禁忌。

3)　仪器设备

不需要专门的器械。

4) 操作程序

(1) 运动模式。

① 基本运动模式。

包括头颈(3 个)、躯干上部(2 个)、躯干下部(6 个)、上肢(14 个)、下肢(12 个)、强调时间顺序的 ROM(关节活动度)变化模式(2 个)、按发育顺序在垫上进行的活动(38 个)、步行训练(7 个)、轮椅和转移(5 个)、生活自理(2 个)共 91 个基本运动模式。

② 运动模式的命名。

运动模式名称由 5~6 个符号(大写英文字母或阿拉伯数字)组成,其中:第一个符号采用字母,表示运动肢体为单侧还是双侧(U 为单侧,未书写为双侧);第二个符号采用字母,表示是否为对角螺旋形运动模式,D 代表对角螺旋形;第三个符号采用阿拉伯数字,1 代表 1 型,2 代表 2 型;第四个符号采用字母,表示肢体功能活动的形式,如 F 代表屈曲,E 代表伸展;第五、六个符号采用字母,分别表示上肢和下肢,如 UE 代表上肢,LE 代表下肢。

③ 主要操作要领。

治疗师以手掌(蚓状肌抓握)直接接触患者肌肉、肌腱和关节处,并根据需要予以运动方向相反的不同压力,以对其感受器给予刺激。应用简洁、易懂的语言指示刺激和促进患者的理解与配合。

(2) 治疗方法。

基础促进方法如下。

① 体位和最佳力学位置方法:患者处于"对角"或适宜治疗的平面,肩关节和髋关节面向运动的方向。提供治疗师手接触最佳的力学位置。

注意事项:避免因体位放置的微小偏差而影响手接触和阻力的预定效果。

② 手接触方法:治疗师手置于患者体表,通过皮肤感觉引导运动方向,对元力肌群提供帮助,为需强化肌群施加阻力。常用方式为"蚓状肌抓握"(为 PNF 技术的特有标记),并在接触点上根据需要施加恰当的刺激引起正确的运动方向。帮助保持接触和引导方向。

注意事项:注意个体解剖结构、神经肌肉控制的差异,以正确方向在促进最大反应的位置确定为接触点,并在治疗中根据需要调整。同时应使患者有安全感。

③ 最大阻力方法:为可在方向、质量和数量上引起平滑、协调收缩并产生适当扩散和促进功能的阻力,而非治疗师所提供的最大阻力。通过对较强肌群施加适当阻力,可使兴奋向较弱肌群扩散。等张收缩时,最大阻力不能大于允许发生全 ROM 的阻力;等长收缩时,最大阻力不应使患者保持技术中断或失败。增强肌力和耐力,改善强、弱肌群间的失衡。

注意事项:根据治疗目的(是做功还是增强耐力)、患者是否存在痉挛等进行选择。操作的时间不宜过长,否则有害。

④ 扩散方法:也称为"溢流",是在运动模式中将能量从原动肌向副动肌、拮抗肌扩散的技术。操作顺序可从近端肌群至远端肌群、远端肌群至近端肌群、躯干上部至躯干下部、一侧肢体至另一肢体。力弱肌群可在与更强、更正常的肌群协调工作时由扩散获益。一般可通过应用阻力刺激达到扩散目的。刺激和促进弱肌群或弱成分,建立良好

的协调性。

注意事项：先治疗健侧，以创造从对侧扩散模式和完成指定任务的运动模式。不宜进行的情况同抗阻训练。

⑤ 言语和视觉提示方法：是 PNF 技术的特点之一，目的是促进治疗师和患者共同努力的协调性。应认真选择言语提示的时间和语调。开始运动时的言语提示以患者某一具体的特定反应为内容，随之的反复运动以相对简洁的口令为内容。柔和的轻声用于促进注意力集中或抑制张力亢进；逐渐提高音调的言语提示用于鼓励患者在完成任务或模式中更多地募集运动单位或逐渐增大 ROM。在运动的启动、反转时间和交互运动时，言语提示起促进作用。根据治疗技术和目的，完成提示和配合。

注意事项：言语提示须清晰、简洁，且与患者的需要和理解相适应。除了应用有较强时间感的言语提示外，尚可用具有强烈空间感的视觉提示，如在治疗中患者眼睛应追踪治疗师的手和自身肢体运动的方向。

⑥ 关节牵引方法：通过牵拉关节邻近肌肉以分离关节面，产生牵张刺激和增强运动，与 I、II 级关节松动术相似。适用于疼痛所致的关节活动受限。

注意事项：新近的骨折、手术后近期不可使用。

⑦ 关节压缩方法：通过刺激承重关节的感受器以促进关节周围肌肉的共同收缩和稳定。可采用形成承重的姿势或在重力的基础上附加徒手外力来达到此效果。增强承重关节的稳定性。

注意事项：压缩的力量要得当，新近的骨折、手术后近期均不可采用。

⑧ 牵张方法：为在恰当的时间引发促进性反射活动的技术。牵张可在运动模式的开始位置进行，以使靶肌群处于所需模式的最长位置；也可在整个可动关节活动范围内以阻力提供张力而产生持续牵张；可在运动初始重复或在运动过程中添加以更改方向。启动骨髓肌，提高力弱肌群的应答速度和增强肌力，对拮抗肌产生抑制。

注意事项：因肌梭对运动微小的变化敏感，故应注意保持牵张刺激处于适当幅度和力量；靶肌群在静息时也应保持张力，不要松弛；新近的骨折、手术后近期疼痛等状况不可采用。

⑨ 时间顺序方法：时间顺序即为任何运动中肌肉收缩的顺序。正常的运动时间顺序由远端至近端(或近端至远端)的肌群间适当的协调和比例构成。强调时间顺序是在适当考虑正常时间顺序的条件下，重点对运动模式中较强的部分(常为远端或主端)施加最大阻力，以使兴奋向较弱部分扩散。治疗时可在 ROM 中的一特殊点中断正常的时间顺序，应用特殊的接触促进最佳反应。增强运动的协调性。

注意事项：必须以正常时间顺序为基础。

常用手法治疗技术如下。

① 节律性发动方法：在选择靶原动肌及运动方向后，依次进行以下运动，即数次被动运动、利用病变较轻肢体或借助滑轮重锤系统等器械予以患肢数次主动—辅助运动、患者尝试主动运动、成功后的轻抗阻运动。其间，治疗师提示运动方向、速度和感觉，在训练中决定关节活动范围(全关节或部分关节活动范围)，提供与运动方向相反的作用，并鼓励患者逐渐参与，自我施加阻力。改善靶原动肌的定向和发起运动的能力，尤其适用于存有僵硬(帕金森病)的患者。

注意事项：运动宜慢；在可动 ROM 范围内进行，避免快速牵张。

② 节律性稳定方法：由治疗师引发原动肌和拮抗肌等长收缩，先为二者同时收缩(用于原动肌至拮抗肌不出现放松，整个过程中收缩力量逐渐加强；当收缩达到最大时，再指导患者缓慢放松)，后为二者交替收缩(在拮抗肌等长收缩后随之原动肌等长收缩，以产生共同收缩和两个相对肌群的稳定)。这一技术可在 ROM 中的任何一点完成。改善拮抗肌肌力和拮抗肌平衡、协调；改善稳定；在此技术后增加主动 ROM 和被动 ROM；通过反射性放松缓解疼痛；多用于夹板固定后活动受限者和烧伤后疼痛所致活动受限者。

注意事项：操作关键为缓慢构成阻力，在拮抗肌群间建立平滑、协调的转移。

③ 反复收缩方法：通过重复整个关节活动范围内力量最弱部分以矫正发生在关节活动范围内的失衡。患者重复最大阻力的等张运动直至运动中较弱的部分出现疲劳征象，当该部分疲劳变得明显时，即进行该点的牵张，以促进较弱肌肉产生平滑、协调的运动。肌力为 1～2 级时，通过快速牵张激起肌肉收缩，一旦能收缩即施加适当阻力，反复进行；肌力为 3 级或整个 ROM 内力量均弱时，在关节活动范围的任何一点在反复等张收缩的基础上附加快速牵张；肌力不匀称时，在肌力减弱点做若干次小的附加的手法牵张，引发等长收缩，随之做抗阻等张运动。作用是增强肌力和耐力，提高协调性和改善平衡。

注意事项：强调关节的单向活动；快速牵张可能为某些肌肉骨髓损伤疾患的禁忌；治疗师应改良施加的阻力以适应肌群的力量。

④ 保持放松方法：治疗师将患者肢体被动地移到 ROM 的受限点上，即原动肌模式的终末范围，并限制肢体和关节活动，患者保持等长收缩 2～3s，然后松弛。在缓解疼痛、达到新 ROM 后再重复，直至不再增加新的 ROM 时为止。作用是改善被动 ROM，提供放松，缓解疼痛，尤其适合于疼痛导致肌肉紧张、活动受限的患者。

注意事项：注意疼痛反应，以避免因疼痛中断患者收缩的保持；当肌力极弱不能主动活动时，可做被动活动。

⑤ 收缩—放松方法：与保持—放松的方法相似，不同点为不做等长收缩，而做等张收缩，且允许旋转迅速产生张力(但要求很快放松)。增加同侧及对侧 ROM，尤其适合于关节单向活动受限者，并可防止肌萎。

注意事项：不适用于疼痛患者。

⑥ 保持—放松—主动活动方法：先将患者肢体置于某一活动模式的中段和将结束时的较短位置，要求患者保持着治疗师手法施加的逐步增强抗阻的等长收缩状态，然后命令患者放松，此时治疗师很快活动该肢体，回到活动模式的起始，即较长位置，并快速牵张或反复收缩，然后命令患者恢复至原先的较短位置。适用于低张力患者因无力而不能向一个方向启动时；可促进肌张力的平衡。

注意事项：命令的时间要准确。

⑦ 慢反转方法：为原动肌等张收缩后迅速的拮抗肌等张收缩技术，两个肌群缓慢交替转成节律性向心性等张收缩，在反转时没有间歇(松弛)。若关节周围的肌力失衡，二力应先施加于较强的肌群，阻力强度以使患者能完成最大范围 ROM 运动为度，用于发展原动肌的主动 ROM 和协调原动肌、拮抗肌之间交互收缩的顺序。

注意事项：原动肌、拮抗肌交互收缩应缓慢而有节律，反转时无间歇。

⑧ 慢反转—保持方法：在慢反转基础上，在等张收缩终末增加 2～3s 的等长收缩

(保持)，然后主反转，即在原动肌等张收缩后迅速进行等长收缩，并保持至转换为拮抗肌模式前。作用是增强肌力，提高关节稳定性，特别适用于发展 ROM 中某一特定点的力。

注意事项：同慢反转。

⑨　慢反转—保持—放松方法：让患者主动运动至 ROM 因拮抗肌紧张而受限的点上，然后依次进行拮抗肌等张收缩、拮抗肌抗阻等长收缩(2～3s)、拮抗肌松弛、原动肌等张收缩。用于加强肌力和增大 ROM，尤其适合于拮抗肌限制为原发因素的 ROM 受限。

注意事项：基本同慢反转。

常用手法分类如下。

①　增强肌力的手法：为适合发展肌力、耐力和协调运动的一些手法，包括反三收缩、慢反转、慢反转—保持、节律性稳定、节律性发动等。

②　牵张手法：为增加 ROM、放松和抑制的一些手法，包括收缩—放松、保持—放松、慢反转—保持—放松等。

③　原动肌指向手法：包括节律性发动、反复收缩等。

④　拮抗肌反转手法：包括慢反转、慢反转保持、节律性稳定等。

⑤　松弛性手法：包括慢反转—保持—放松、收缩—放松等。

主要操作要领：具体应用以治疗需要为基础，从运动控制中活动度、稳定性、受控的活动和技巧 4 个阶段考虑。

①　本体感觉、皮肤刺激：除了视听刺激外，PNF 技术还采用了本体感觉、皮肤刺激。

②　本体感觉刺激：以牵张、阻力、震颤、压缩、牵引、滚动、线性加速度和角加速度等刺激前庭促进运动。

③　外感受器刺激：包括轻触、刷拂、温度、缓慢抚摩脊神经背侧后基支支配的皮肤区域等。

④　合并本体和外感受器的刺激：如手法接触、对长的肌腱施加压力等。

(3)　应用步骤。

①　损害或功能限制的诊断和评定：对活动、力量、耐力、平衡、协调、姿势、转移和疼痛等多方面进行完整的主、客观评定，以此为基础判定损害和功能限制的程度，建立短期和长期治疗指标。

②　选择运动模式或功能活动：根据损害成分和功能受限情况，选择具有针对性的直接治疗作用的运动模式或功能活动。

③　选择任务：根据患者具体情况，灵活选择适当的任务。任务可以是完整的运动模式或功能活动，也可以是部分任务或有限范围模式(即靶任务中的一个组成或一个部分)，或者可改良成患者易于完成靶任务的形式。

④　应用技术：选择有针对性的技术，并应用该技术进行运动恢复。

⑤　再评定和治疗调节：当观察到患者治疗反应后，应对患者功能状况进行再评定，并调节促进技术，使治疗效果最大化，不断地通过对任务困难程度的渐增以逐渐发展完成任务的水平，也可选择其他任务达到这一目的。

⑥　整合为实用性功能：将通过技术操作所获得的效果整合为实用性功能，即患者应用训练中获得的效果以达到完成功能行为的最终目的。

5) 注意事项

(1) 治疗对象方面的注意事项。

① 急性期骨科、外科疾患、骨质疏松、皮肤感觉减退、本体感缺乏、关节不稳定等情况下不宜应用。

② 脑血管意外后偏瘫、颅脑损伤后、小儿脑瘫、多发性脑动脉硬化等中枢性神经疾病患者，当抗阻运动诱发痉挛或联合反应时，不能应用。但随意运动恢复后，抗阻运动不引起任何痉挛和联合反应时则可应用。

③ 早期可应用节律性发动手法的中枢神经疾患仅为帕金森病。

④ 疼痛作为一种抑制因素，必须考虑它对触觉敏感性、关节活动范围、软组织的柔韧性、承重耐受性的影响。

(2) 技术应用方面的注意事项。

① 在对患者进行评定时，必须考虑患者的短期和长期目的、患者的整体肌力状况和肌力力弱状况等因素。由于 PNF 技术是动态技术，故需要经常地、定时地对治疗效果再评定，并以此为依据对感觉输入、治疗目标、任务不断进行调整。

② 根据患者运动功能水平选择合适的体位，以便更好地发展肌力和稳定性。

③ 婴幼儿意识障碍、听力障碍患者，由于无法理解言语提示，效果会受到影响，一般不将此类患者作为主要治疗对象。

④ 各种技术方法和手法的注意事项同前。

⑤ 阻力可通过重力、徒手、附加的自由重量或弹力带等提供。根据患者身体体质和治疗的反应决定阻力的大小、运动范围、运动速率、重复次数、训练组数和训练的频度。

⑥ 加强患者康复教育。从与患者最初的交流开始，治疗师的工作就应向促进患者独立性、建立有效的家庭康复护理程序方向发展，直接向患者及其家属、护理人员提供教育和训练，使患者返回家庭后仍可继续进行训练，以保持治疗效果。

5. 运动再学习技术

1) 含义

运动再学习是把中枢神经系统损伤后恢复运动功能的训练视为一种再学习或重新学习的治疗方法。此法利用学习和动机的理论，以及在人类运动科学和运动技能获得的研究结果，在强调患者主观参与和认知重要性的前提下，着重按照运动学习的信息加工理论和现代运动学习的方法，对患者进行再教育，以恢复其运动功能。其基本原理包括脑损伤后功能恢复的机制和学习运动技巧的 5 个基本因素：脑损伤后功能恢复，限制不必要的肌肉运动，强调反馈对运动控制的重要性、调整重心和环境控制。

2) 适应症与禁忌症

(1) 适应症：脑血管发生意外后以及脑瘫、颅脑损伤等神经功能缺损的患者。

(2) 禁忌症：无特别的禁忌症。若患者伴有高血压、心脏病或严重身体衰弱，要予以监控，循序渐进进行恢复。

3) 仪器设备

无专门的特殊器械要求。

4) 操作程序

运动再学习方法由 7 部分组成，包括了日常生活中的基本运动功能，即上肢功能、口面部功能、从仰卧到床边坐起、坐位平衡、站起与坐下、站立平衡和步行。治疗师可根据患者情况选择最适合患者的任何一部分开始治疗。每一部分一般分 4 个步骤进行：①描述正常的活动成分并通过对作业的观察来分析缺失的基本成分和异常表现；②训练丧失的运动成分，采用解释、指示、训练结合语言、视觉反馈以及手法指导；③作业的训练，设定符合日常生活中的不同难度作业训练，采用解释、指示、训练结合语言、视觉反馈及手法指导，再评定，鼓励灵活性的训练；④训练的转移，包括创造良好的学习环境，安排和坚持训练，训练中要自我监督，亲属和有关人员也要参与等，保证患者将所学的运动技能用于日常生活及各种情况，使学习能持续和深入。

(1) 上肢功能训练。

① 诱发肌肉活动及训练伸向物体的控制能力。

仰卧位，支撑患者上肢前屈 90°，让患者上抬肩带使手向上伸向天花板方向或让患者的手随治疗师的手在一定范围内向上活动；让患者用手触摸自己的前额、枕头等，并逐渐增加难度；让患者用手越过自己的头部，再伸直肘关节。此时注意不能让患者的前臂旋前，不允许肩关节外展，检查肩胛骨是否产生运动。

一旦患者能控制部分肩关节周围肌肉的活动，则可取坐位训练，用于向前、向上指物体并逐渐增大范围，直至上臂从侧位屈曲前伸和外展前伸。此时不能提高肩带以代偿肩外展或前屈；不允许肘关节屈曲。

② 维持肌肉长度，防止挛缩。

床边坐位，帮助患者将上臂后伸，肘伸直，肩外旋，手平放于床上以承受身体上部的重量。此动作帮助防止肩关节屈曲肌群、内收肌群和屈指长肌群的挛缩。注意，完成此动作时，要确保患者身体的重量真正后移并确实通过患手负重，而不允许患侧肘关节屈曲。

坐位或站立，帮助患者上肢外展 90°，肘伸直，将手平置于墙上，通过其臂施以一些水平压力，防止手从墙上滑落。开始时，需要患者肘关节伸直，在这个姿势下，患者训练屈曲和伸直肘关节，以改善对肘伸肌群的控制；当患者重新获得肩关节和肘关节控制后，让患者训练转动躯干和头部。

③ 诱发手操作的肌肉活动和训练运动控制。

为训练伸腕，治疗师可用腕桡偏移运动诱发腕伸肌的活动。

前臂在中立位时，患者训练抬起物体，伸腕、放下、屈腕，再放下物体。

可用手背移动物体，用手背第 3 掌骨压橡皮泥形成压迹，以训练前臂旋后等。

为训练拇外展和旋转，可让患者外展拇指以推移物体。

训练对指活动，患者前臂旋后，训练拇指尖和其他手指尖相碰。注意，要确保患者为腕掌关节活动，而不只是掌指关节活动。之后，可让患者训练在旋前位用拇指和其他各个手指捡起各种小物体，然后前臂旋后，再旋前放入另一碗中，以进一步训练操纵物体的能力。在这一过程中，要确保患者用拇指指腹抓握物体，而不是用拇指内侧缘抓握。为增加难度，患者可训练用五指抓握塑料杯杯口边缘，但不使杯子形状发生改变的动作。同时，还可在此基础上抓握塑料杯向各个方向移动，注意在完成动作的过程中不能让杯子滑落。

为了有效使用手的功能，需要准确地控制肩、肘、腕关节。可采用增加上肢活动复杂性的训练，如训练上肢整体控制手的活动能力；训练从自己对侧肩上拿取小物品；向前伸拿取或接触某一物体；向后伸展上肢抓握和放下某一物体；训练使用餐具等。

(2) 口面部功能训练。

① 训练吞咽：包括训练闭颌(让患者含空气在口腔内，治疗人员可帮助患者闭颌，首先牙轻轻合上，再对称张开嘴，再合上，确保不要向后推患者的头部，牙齿咬合)、闭唇(治疗人员用手指指出患者没有功能的唇的区域，训练患者闭唇。不鼓励患者噘嘴及吮下唇，这样会妨碍吞咽时的舌部动作)、舌部运动(治疗人员用手指用力下压舌前 1/3 并做水平指颤，震颤幅度要用力下压舌引出抬高舌后 1/3，关闭口腔后部，以完成吞咽动作等)。也可用冰刺激口部功能。坐位是吞咽和进食最有效的姿势。

② 训练面部运动：例如让患者张口，放松健侧脸部，再闭口。

③ 改善呼吸控制，患者坐于治疗桌前，躯干前倾，双上肢放在治疗桌面上，让患者深吸气后立即呼出，同时加压和震颤其下 1/3 胸廓，呼气尽量长些，并与发声相结合。也可让患者试验用变化的声音，以提供有用的听觉反馈。

④ 将训练转移到日常生活中去。必要时，在患者进餐前训练其吞咽功能；在患者进行肢体训练或其他活动时要监督其面部表情，保持闭嘴，改善其口面部的控制和外形等。上述口面部功能问题如能早期处理，一般会很快恢复。

(3) 从侧卧坐起训练。

① 让患者颈侧屈，同时治疗师一只手放其肩下，另一只手推其骨盆，患者用健手做杠杆支点。帮患者躺下时，让患者将体重侧移于健侧臂上；提双腿放在床上时，让其向相反方向侧移头，然后侧卧位。

② 将训练移到日常生活中。只要病情允许，应尽快帮助患者恢复坐起动作，这对中枢神经系统是良好的刺激，可预防抑郁症，有助于增加口面部、膀胱的控制功能，增加视觉输入及便于交流。坐起时要坚持上述正确方法，防止替代动作。坐起时用枕头支持其患臂。患者必须卧床时，要帮助患者进行桥式运动。

(4) 坐位平衡训练。

① 训练移动重心时调整姿势。

患者坐位，双手放在大腿上，向一侧转动头部和躯干，以使视线通过该侧肩膀上方向后，然后还原到中立位，再向另一侧重复此动作。

患者坐位，让患者向前伸展患侧上肢触摸某一物品，然后再训练向前下方地面及向两侧方伸展患侧上肢。每次做完动作后都回到直立坐位。治疗师在必要时帮助支持患侧上肢。

② 增加训练的复杂性。

坐位，让患者从侧下方地面拾起一件物品。

坐位，让患者用双手拾起地面上的一个小盒子，双手向前拿起桌上一件物品，再向后伸手取一件物品。

③ 日常生活中的训练。

经常训练将重心在两侧臀部交替转移；要训练站立；如果患侧上肢松弛无力，应用桌子支持患侧上肢，以便能够阅读和做其他活动；患者可以按照日程安排表进行训练。

(5) 站起与坐下训练。

① 训练躯干在髋部前倾伴膝前移。患者坐位，双足平踏地面，双足间距不能过大，通过屈髋伴伸展颈部和躯干来练躯干前倾。同时重心前移，注意患者双足，使其充分

着地。

② 训练站起。让患者肩和膝前移，训练站立。治疗师可一只手放在其患侧肩胛骨处，引导肩尽量前移；另一只手放在其患膝上，当膝前移时，沿着腔骨下压膝部，使患足充分着地，如果患者很弱或体重过重，需要两人帮其站立，分别扶肩和扶膝，方法同上。此外，坐较高椅子训练站起和坐下都比较容易，可改善对站立的控制。

③ 训练坐下。治疗师帮助患者前移肩和膝，让患者向下、向后移动臀部并坐下。

④ 增加难度。开始阶段可让患者双上肢向前放在桌子上来训练抬高臀部和前移肩部，可用较高椅子来训练。以后可利用接近日常生活的环境来训练患者。例如，从不同的物体表面(如椅子、沙发、床等)站起、从一侧站起、握物站起、交谈中站起，以适应日常生活的需要。

⑤ 注意训练的连续性，即其他时间也要按治疗中学习的站立与坐下要点去做。要为患者安排平时的训练计划，包括目的、要求、次数等。

(6) 行走训练。

① 站立期。

训练在整个站立期伸髋。卧位抬患侧臀部以引出伸肌活动；站位，髋正确对线，患者训练用健腿向前及向后迈步，并保持患侧伸髋。

训练站立相膝控制。取坐位，伸膝，治疗师从跟部向膝部加压，通过 0°～15° 屈膝和伸膝训练，股四头肌离心和向心收缩及保持膝关节伸展训练等长收缩，以改善股四头肌对膝部控制；患肢负重，健腿向前、向后迈步，同时将重心移至健腿，伸患膝。在负重不多的情况下训练小范围的膝屈伸控制。用健腿在 8cm 高的台阶迈上、迈下。保证迈健腿时患髋始终伸展；患腿踏台阶上，用健腿前移重心并迈上台阶，再迈回，然后过渡到迈过台阶。

训练骨盆水平侧移：取站立位，训练将重心从一脚移至另一脚。治疗师用手控制其移动范围在 2.5cm 左右；训练侧行；先将重心移到健腿，再迈患腿，然后健腿合拢，再迈下一步。

② 摆动期。

训练摆动初期屈膝：俯卧位，治疗师屈曲患者膝关节，并使之小于 90°，通过小范围屈伸活动来训练屈肌群的离心和向心收缩；维持膝关节在不同范围并计算时间，使在各个角度都得到良好控制，要求患者不能屈髋。取站立位，治疗师帮患者微屈膝，让其训练离心和向心收缩控制。但不要屈膝太多，以免绷紧股直肌而引起屈髋；用患腿向前迈步，治疗师帮助控制最初的屈膝。前迈时确保伸髋；向后退时，治疗师指导屈膝及足背屈。

训练足跟着地时伸膝和足背屈，用健腿站立，治疗师将患者的患腿置于伸膝和足背屈位。患者前移其体重至足跟。

③ 行走训练。

患者先用健腿迈步，然后训练用患腿迈步。若患腿迈步有困难，治疗师可用自己的腿来指导患者的腿前移。可给予一定口令，让患者有节奏地行走。同时要观察、分析患者的对线情况，找出问题，改善其行走的姿势。

④ 增加难度。

让患者到有人群和物体移动的公共环境进行训练，如跨过不同高度的物体；行走时同时做其他活动，如和别人说话，拿着东西等；改变行走速度；在繁忙的走廊中行走；出入电梯等。

⑤ 为患者制订家庭训练计划。

使用平行杠、三足杖等要适当，因其只能暂时解决患者的平衡，但破坏了平衡控制的正确反馈。使用夹板或短腿矫形器也会妨碍足的背屈及跖屈。

5）注意事项

(1) 使患者及其亲属了解运动再学习的概念和主要方法，以获得患者的积极配合。

(2) 掌握学习时机。在患者病情稳定后立即开始，避免给肌肉有学习错误活动的机会。

(3) 在训练的早期，应使患者保持注意力集中。

(4) 治疗师应了解，应用运动再学习不是为了增加肌力，而是为了增加运动的控制能力。

(5) 要注重训练与日常生活功能相联系的特殊作业，要模仿真正的生活条件，训练要按正确的顺序进行。

(6) 要训练的不是某种运动模式，而是有现实意义的日常工作和生活能力。

(7) 充分利用反馈，视、听和言语反馈是非常重要的。

(8) 训练要循序渐进，制定的目标要符合患者的现状，训练过程中应多给予患者鼓励，不要使患者丧失自信心。

(9) 训练的运动强度要适当，以防患者产生疲劳。

2.5　本　章　小　结

关节活动范围的测定是评定肌肉、骨骼、神经病损病人的基本步骤，是评定关节运动功能损害的范围与程度的指标之一，用于确定是否有关节活动受限，发现影响关节活动的原因，确定关节活动受限的程度。

思考练习题

1. 关节活动受限的原因有哪些？
2. 关节活动范围训练的分类如何？
3. 四肢各关节主动活动的形式有哪些？
4. 举例分析不同关节被动活动时的运动终末感的差别。
5. 肌肉牵拉的基本原则和方法是什么？

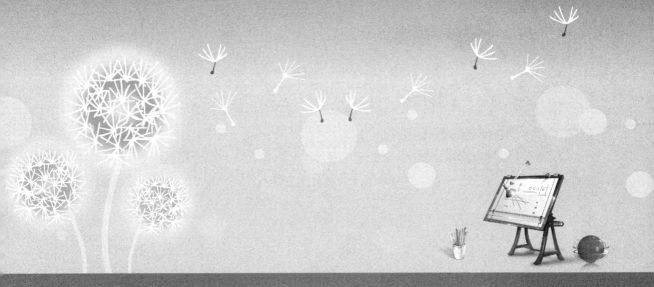

第3章　关节松动术

通过徒手的被动运动，治疗师利用较大的振幅、低速度的手法，使活动受限的关节副运动恢复到正常生理状态，从而改善关节运动障碍的治疗方法称为关节松动技术，也称为"麦特兰德"手法。关节松动术的运动类型包括被动振动运动与持续牵拉。关节松动术的目的是减轻关节疼痛，增加关节活动度。

3.1　关节松动术的操作方法

关节松动术的
操作方法

当关节因疼痛、僵硬限制了活动时，关节的生理运动和附属运动都有可能受到影响，当生理运动恢复后关节仍有疼痛感或感到僵硬，则可能是关节的附属运动尚未完全恢复正常。治疗方法通常是在关节运动之前改善关节的附属运动，关节附属运动的改善可以促进关节运动改善。

3.1.1　关节的生理运动和附属运动

1. 关节的生理运动

关节的生理运动是指关节在生理范围内完成的运动，可以主动完成，也可以被动完成。

2. 关节的附属运动

关节为了进行正常的运动，关节囊必须松弛，此时关节内及关节周围组织处于运动状态，这种运动称为附属运动，也称为关节囊内运动。

关节的附属运动主要包括滑动、转动、轴旋转、压迫、牵拉和分离等运动。这些运动是在关节生理范围之外、解剖范围之内完成的一种被动运动，是关节发挥正常功能不可缺少的运动，通常自己不能主动完成，须由他人或健侧肢体帮助完成。例如，肩关节屈曲至一定范围后，再主动屈曲已不可能，此时再做被动屈曲，可产生肩胛骨和锁骨向上旋转。

1) 滑动

滑动是指从一个骨表面滑向另一个骨表面。两骨表面的形状要一致，如果骨表面是曲面，两骨表面的凹凸程度就必须相等，如图 3-1 所示。

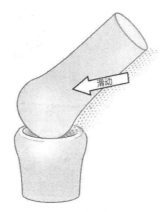

图 3-1 滑动

滑动手法可以缓解疼痛，若与牵拉手法一起应用，还可以松解关节囊，使关节放松，改善关节活动范围，此法应用较多。

骨的角运动中，滑动的方向是由关节面的凹凸形状决定的。当运动的关节面为凸面时，滑动的方向与骨的角运动方向相反；当运动的关节面为凹面时，滑动的方向与骨的角运动方向一致。

2) 转动

转动是指从一个骨表面转到另一个骨表面。两骨的表面形状可不一致；转动的方向与关节面的凹凸形状无关，常与骨的角运动方向相同。功能正常的关节不产生单纯的转动，但一定伴随着滑动和轴旋转。

3) 轴旋转

轴旋转是指骨围绕机械轴进行的旋转运动。此运动常与滑动和转动一起进行。人体内能产生旋转的关节，如股骨屈曲伸展时股骨头的旋转等，关节面上进行的运动是转动、滑动和轴旋转的组合运动，如图 3-2 所示。

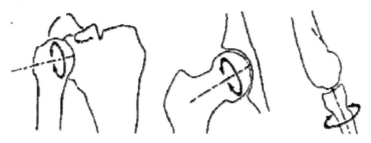

图 3-2 转动、滑动、轴旋转组合运动

如果两个关节面比较符合，那么一个关节面向另一个关节面滑动的比例较大。如果两个关节面不甚符合，则一个关节面向另一个关节面的运动转动的比例较大。在做关节松动技术手法时，关节运动中滑动对恢复关节间隙、改善关节活动度有效；转动往往导致关节受压而不单独使用。

4) 压迫

使关节腔内骨与骨之间的间隙变小的力量称为压迫。这种力量通常由肌肉收缩产生，可以在一定程度上增强关节的稳定性；当骨骼向其他骨骼方向转动时，会对骨的角运动方向引起压迫。正常的间歇性挤压负荷使得滑膜液可以流动，从而维持软骨的营养。然而，不正常的高强度挤压负荷会使软骨发生退行性变化。

5) 牵拉和分离

牵拉是使关节腔内骨与骨之间的间隙加大的力量，可沿骨的长轴进行牵拉。此手法可减轻或消除疼痛。

分离是骨的运动方向与骨的长轴牵引方向不同，通常是垂直于关节面的方向，如图 3-3 所示。

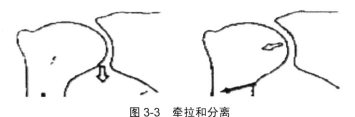

图 3-3　牵拉和分离

3.1.2　手法

关节松动术的常用手法有以下几种。

1. 麦特兰德(Maitland)手法

麦特兰德手法分级标准包括Ⅰ级、Ⅱ级、Ⅲ级、Ⅳ级，如图 3-4 所示。

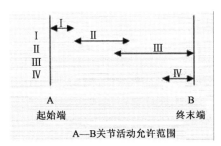

图 3-4　麦特兰德手法分级标准

2. Kaltenborn 手法

在关节松动术中，Kaltenborn 手法根据关节面的分离和滑动运动的力的强度分成Ⅰ～Ⅲ级。评定时以活动到Ⅱ级关节间隙运动的程度作为标准。Ⅰ级：使关节内压迫状态缓解的分离力，关节面尚未被牵开的力度。Ⅱ级：关节周围组织松弛，由于结缔组织的紧张，当运动停止时，治疗者可以感到有一种使关节分离或滑动的力。Ⅲ级：分离的力或是滑动的力超过了限制关节活动的紧张感。治疗者可以试探着通过牵张挛缩的软组织，引起关节内较大的运动，如图 3-5 所示。

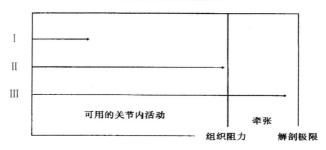

图 3-5　Kaltenborn 手法分级标准

3. 手法选择

手法的选择，应根据患者所存在的问题来定，存在的问题不同，选择的手法也不同。

1)　Maitland 手法的选择

Ⅰ、Ⅱ级——疼痛；

Ⅲ级——疼痛+关节僵硬；

Ⅳ级——粘连、挛缩。

此手法分级可用于关节的附属运动和生理运动。

附属运动：Ⅰ～Ⅳ级均可用。

生理运动：当患者的 ROM 恢复到正常值的 60%以上时才可应用，多用Ⅲ、Ⅳ级，极少用Ⅰ级。

2)　Kaltenborn 手法的选择

关节以疼痛为主要特征时，使用Ⅰ、Ⅱ级持续牵拉技术。

关节以僵硬、活动受限为特征时，使用Ⅲ级(Ⅲ级主要处理关节内活动丧失导致的关节功能性运动障碍)持续牵拉技术扩大关节活动度。

4. 关节松动术实施的步骤

1)　评定

全面细致的检查评定是关节松动术实施的基础。每种松动术既是评估技术，又是治疗技术。在治疗进程中应连续、系统地评估，包括治疗前、中和后的各个阶段。假如检查中患者存在关节活动受限或疼痛，首先应确定是由哪些因素造成的及疼痛性质。其次明确治疗方向是什么，是缓解疼痛、牵张关节，还是处理软组织粘连、挛缩等。

(1)　检查关节主动活动和被动活动时造成的疼痛特征有助于确定病情及治疗剂量。

若在活动受限前即感到疼痛，可采用轻柔的抑制关节疼痛技术，避免使用牵张技术，比如急性受伤后或疾病急性期的防卫性肌缩产生的疼痛；若活动受限和疼痛同时存在，可采用轻柔牵张技术缓解紧张的组织，逐渐改善其活动，比如损伤组织早期愈合阶段的活动受限和疼痛；如果活动超过组织受限范围，牵张紧张的关节囊或关节周围组织时会引起疼痛，这时可采用关节内运动技术，以牵张僵硬的关节。

(2)　如果关节囊限制关节活动且伴随下列症状者，可采用关节松动术。

关节被动活动度受限是由于关节囊挛缩所致。以过度的压力作用于造成关节活动受限的组织时，其关节活动终点会有一种坚硬的感觉。检查时关节活动度减小。

（3）如果关节活动度减小，而且压迫韧带时产生疼痛，可能是因韧带的粘连或挛缩限制了关节活动。此时采用针对韧带压力的关节松动术效果良好。

（4）如果是半脱位或脱位所致的关节活动障碍，采用关节松动术或推进技术，效果满意。

2）确定患者的体位

患者及其接受治疗侧的肢体宜采取舒适的放松体位。

3）确定治疗侧关节的体位

关节活动的评定和首次治疗时应采取休息体位(即关节囊最松弛的姿势位)。

4）固定

一般固定关节的近端骨骼，可借由布带、治疗师的手或他人来固定。肢体的固定必须牢靠且舒适。

5）确定关节松动技术的剂量(略)

6）确定治疗时作用力的部位

治疗时施加的作用力，应靠近相对的关节面，越近越好。作用力接触面积越大，治疗的过程越舒适。比如，使用手掌面接触比使用拇指接触舒适。

7）确定治疗运动的方向

治疗运动方向应该是平行或垂直于治疗平面的方向。治疗平面：是一个垂直于由旋转轴至关节凹面中心的线构成的平面。此平面存在于关节凹面，因此，其位置是由凹面的骨骼位置来决定的。治疗运动的方向如图 3-6 所示。其中，a 为治疗平面，b 为关节受力方向，c 为滑动方向。

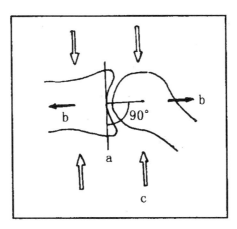

图 3-6　治疗运动的方向

关节牵引技术的运动方向垂直于治疗平面，从而使两个关节面分离开来。滑动技术的治疗方向是与治疗平面平行的。滑移的方向是由凸凹定律决定的。必须注意，只有移动整个骨骼，才能使一个关节面在相应关节面上滑动，切不可将骨骼作为力臂，做出有弧度的摆动动作，否则会产生转动而压迫关节面。

8）治疗的开始及进展

不论是缓解关节疼痛还是增加关节内活动，治疗的开始都是相同的，即在关节休息姿势或是最大松弛姿势下使用第 II 级持续牵张关节面的技术。首先评估关节对治疗的反应，然后根据关节的反应程度决定进一步的治疗方案。隔天评估关节对治疗的反应。

如果关节疼痛或敏感度增加，则将治疗的力度降低到第Ⅰ级的振动。如果情况好转或没有变化，可进行以下任一步骤的治疗：如果治疗目标是维持关节内活动，则重复相同的治疗；如果治疗目标是增加关节内活动，则可进展到使用持续性第Ⅲ级牵引或滑动技术，如图3-7所示。

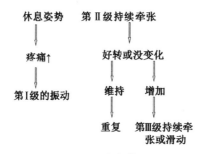

图 3-7 治疗进展

9) 确定治疗运动的速度、节奏和持续时间

对于疼痛的关节，给予间歇性关节牵张 7～10s，中间休息几秒，可多次重复进行。

应以患者对治疗的反应为依据，从而决定是否重复或停止治疗。对于运动受限的关节，给予至少 6s 的牵张，接着稍放松，以 3～4s 为间隔重复慢速的间歇性牵张。

10) 再次评定

治疗后及下次治疗前都应再评定患者的关节活动度。在关节功能障碍的治疗中，关节松动术是整个治疗方案中的一部分。如果存在肌肉或结缔组织的因素，则在治疗过程中应将关节松动术、抑制和被动牵张技术交替使用。治疗内容包括关节活动度、肌力及功能性技巧训练等。

3.1.3 适应症和禁忌症

适应症和禁忌症内容如下。

1. 适应症

(1) 关节内及周围组织存在粘连现象。

(2) 脱位关节的复位。

(3) 关节内组织错乱的复位。例如，膝关节内的半月板撕裂或脱落的疏松组织阻碍关节的活动范围。

(4) 适用于肩痛的患者，或由于肩周肌肉僵硬导致的肩关节正常的附属运动丧失的患者。

2. 禁忌症

(1) 外伤或疾病引起的关节肿胀。

(2) 关节活动已经过度、关节不稳定的患者。

(3) 未愈合的骨折患者。

(4) 恶性肿瘤疾病的患者。

(5) 严重骨质疏松患者。

（6）马尾神经受压迫的患者。

（7）脊髓已受到挤压的患者：出现了对称性的临床症状，造成步态不稳等不适于关节松动术的治疗。

（8）椎动脉血液供应不足的患者，尤其是老年人。

（9）类风湿性关节炎和关节强直性脊椎炎的急性期患者：不要松动 C1～2 颈椎关节。

（10）急性神经根性炎症或压迫。

（11）婴儿、儿童患者。

3.2　关节松动术的应用

关节松动术的
应用

关节松动术是治疗者在关节活动可动范围内完成的一种针对性很强的手法操作技术，属被动运动范畴，其操作速度比推拿速度慢，在应用时常选择关节的生理运动和附属运动作为治疗手段。在自身及其周围组织允许的范围内完成的运动，叫附属运动，它是维持关节正常活动不可缺少的一种运动。患者一般不能主动完成，需要其他人或对侧肢体帮助才能完成，如关节分离、髌骨的侧方移动等。任何一个关节都存在附属运动，当关节因疼痛、僵硬而限制活动时，其生理及附属运动均受到限制。在生理运动恢复后，如果关节仍有疼痛或僵硬，可能表示附属运动尚未完全恢复正常。通常在改善生理运动之前，先改善附属运动，从而促进生理运动的改善。

3.2.1　上肢带

上肢带包括盂肱关节、肩锁关节、胸锁关节和胸壁肩胛关节。它的生理运动包括肩关节的前屈、后伸、内收、外展、旋转。它的附属运动包括分离、长轴牵引、挤压、前后向滑动等，如图 3-8 所示。

1. 盂肱关节

1）休息位

肩关节外展 55°，水平内收 30°，前臂置于水平面上。治疗平面：位于关节窝并且随肩胛移动。固定方式：以布带或由助手协助固定肩胛骨。

关节牵引：治疗开始，采用持续第Ⅰ级；控制疼痛，采用第Ⅰ级或第Ⅱ级振动；一般活动采用持续第Ⅲ级。一般的松动，缓解疼痛时，采取患者体位和治疗师体位，如图 3-9 所示。

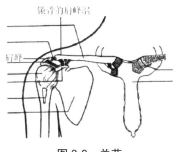

图 3-8　关节

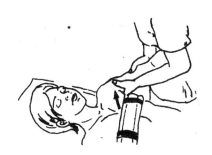

图 3-9　关节牵引

松动手法：以腋下的手用力(作用力垂直于关节窝平面)将肱骨向外侧边移动。

2) 尾端滑动

上位的手将肱骨向下滑动，或治疗师双手握持患者的手臂，利用身体后倾的力量将手臂向尾端牵拉(即长轴牵引)，一只手置于患者腋下，提供第Ⅰ级的关节牵张，另一只手的拇指指蹼置于肩峰远端，如图 3-10 所示。

作用：改善外展活动度，肱骨头往上移位时复位。

3) 尾端滑动进级

松动手法：在肱骨近端的手将肱骨往下滑动，当关节外展接近 90°时，改善外展角度。

患者体位：上肢外展到最大角度，肱骨外旋位。治疗师体位：躯干稍往侧转动，即提供第Ⅰ级的关节牵张；另一只手的拇指指蹼置于肩峰远端，如图 3-11 所示。

4) 上举进级

所施的力应使肱骨头部能触及腋下皱襞。上肢外展超过 90°时改善上举的角度。患者体位：上肢外展并上举最大角度，然后肱骨外旋至最大极限。治疗师体位：作用力的手与治疗平面成一条直线，另一只手握持肘关节，给予第Ⅰ级牵张力量，如图 3-12 所示。

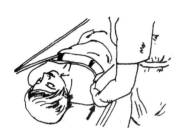
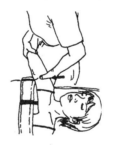
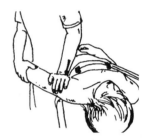

图 3-10　尾端滑动　　　　图 3-11　尾端滑动进级　　　　图 3-12　上举进级

5) 向后滑动

患者体位：上肢休息姿势。治疗师体位：面向患者足部，站在患者一侧。松动手法：治疗师移动上肢将肱骨头向后滑动。作用：改善肩关节屈曲和内旋活动度。

6) 向后滑动进级

患者体位：仰卧，肩屈曲 90°，内旋并且屈肘。上肢也可位于水平内收姿势。治疗师体位：一只手环握住肱骨近端内侧面，施以第 1 级关节牵张，另一只手置于患者肘上。松动手法：沿着肱骨长轴，由肘部向下挤压，将肱骨向后滑动。作用：当屈曲角度接近90°时，可以改善向后滑动范围和水平内收，如图 3-13 所示。

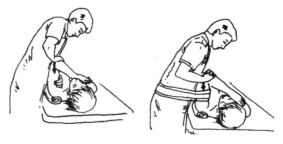

图 3-13　向后滑动进级

7) 向前滑动

患者体位：俯卧，上肢放松，垂出治疗床边缘，由治疗师大腿支撑着，以软垫固定肩峰。治疗师体位：治疗师外侧手将患者手臂固定于治疗师的腿部，为肩部提供第 1 级的关节牵张，另一只手指侧缘置于肩峰凸后角远端，给予松动力量。松动手法：作用力方向朝前并且稍向内侧。注意，不能将患者手臂提起造成肱骨向前成角，以免肱骨头向前半脱位。作用：改善肩关节伸直和外旋活动。向前滑动示例如图 3-14 所示。

2. 肩锁关节

患者体位：坐位，在肩峰处固定肩胛骨。治疗师体位：站于患者后方，以侧边手的手指固定肩峰；另一只手拇指置于锁骨后方，正好在肩锁关节腔内侧。松动手法：治疗师拇指将锁骨向前推，如图 3-15 所示。作用：改善关节活动度。

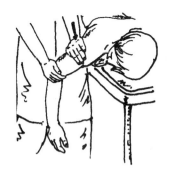

图 3-14　向前滑动

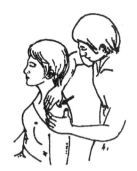

图 3-15　肩锁关节向前滑动

3. 胸锁关节

(1) 治疗师体位：将拇指置于锁骨近端前面，屈曲手指，并将中指沿着锁骨尾面放置以支持拇指，向后滑动或向上滑动。向后滑动的作用：改善关节后缩活动度，如图 3-16 所示。向上滑动的作用：改善关节下压活动度。

(2) 胸锁关节向前或向下滑动。向下滑动的作用：改善关节上举活动度。松动手法：手指将锁骨近端向尾端拉。向前滑动的作用：改善关节前突活动度。松动手法：拇指和其他手指将锁骨向前提起，如图 3-17 所示。

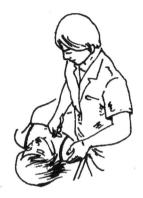

图 3-16　胸锁关节

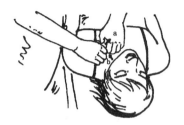

图 3-17　胸锁关节向前或向下滑动

4. 胸壁肩胛关节

治疗师体位：上方手置于肩峰以控制动作方向，下方手的手指勾住肩胛骨的内缘和下角。松动手法：可借提起的肩胛下角，或是推动肩峰来松动肩胛骨。作用：改善肩胛上举、下降、前突、后缩、旋转等动作，如图 3-18 所示。

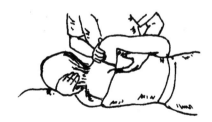

图 3-18　胸壁肩胛关节松动

3.2.2　肘关节及前臂

肘关节及前臂包括肱尺关节、肱桡关节、桡尺关节近端，如图 3-19 所示。生理活动：屈、伸、旋前、旋后。附属运动：分离牵引、长轴牵引、前后向滑动、后前向滑动、侧方滑动。

肱尺关节是由肱骨远端凸的滑车与尺骨鹰嘴窝构成的关节。休息位：肘关节屈曲 70°，前臂旋后 10°。治疗平面：尺骨鹰嘴窝内，与尺骨长轴约成 45°角。固定：利用皮带或由助手固定肱骨，如图 3-20 所示。

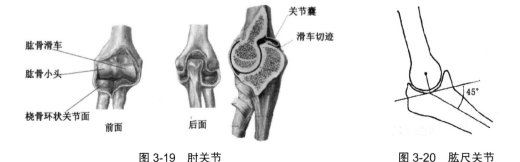

图 3-19　肘关节　　　　　　　　　　图 3-20　肱尺关节

1) 关节牵引

作用：测试及治疗开始采用持续第Ⅱ级；控制疼痛采用第Ⅰ级或第Ⅱ级；改善关节屈伸活动度采用Ⅱ级。松动手法：以与骨干成 45°角的力量对尺骨近端施力，如图 3-21 所示。

2) 牵引进级

作用：改善关节屈伸活动度。患者及治疗师体位：同关节牵引。松动手法：无论肘关节处于何种角度，作用力方向与尺骨均成 45°角。

3) 远端滑动

作用：改善关节屈曲活动度。治疗师及患者体位：同关节牵引。松动手法：先以双手环抱方式牵张关节，然后沿着尺骨长轴牵引，如图 3-22 所示。

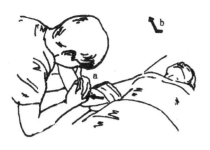 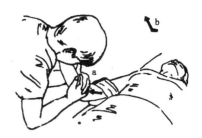

图 3-21　关节牵引　　　　　　　　　　图 3-22　远端滑动

3.2.3　髋关节

髋关节是由髋臼凹面与股骨头的凸面构成的关节。髋关节休息位：屈曲 30°，外展 30°，稍外旋。固定：以皮带将骨盆固定于治疗床上。

1)　牵张负重面向尾端滑动

患者体位：髋关节休息位，膝关节伸直。

松动手法：治疗师身体向后仰，牵拉患者的下肢，做长轴牵引。假如患者处于膝关节屈曲位，不能伸直时，治疗师可双手环抱股骨髁上部位，身体后仰，给予向尾端方向的牵拉，如图 3-23 所示。

作用：用于治疗开始时的测试，控制疼痛。

2)　向后侧滑动

松动手法：治疗师上肢伸直，膝关节屈曲，通过近侧手给予向后的作用力。

作用：改善屈曲和内旋。

3)　向前滑动

(1)　松动手法：上肢伸直，屈膝，通过近端的手给予向前的作用力。

作用：改善伸直及外旋，如图 3-24 所示。

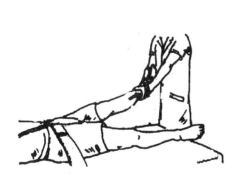 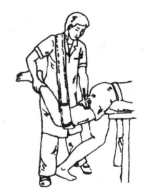

图 3-23　牵张负重面向尾端滑动　　　　图 3-24　向前滑动

(2)　松动手法：一只手握住髂前上棘固定骨盆，另一只手放在大转子后面，给予向前的推力，如图 3-25 所示。

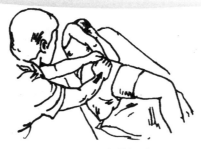

图 3-25 向前滑动

3.2.4 膝关节和小腿

1) 胫股关节

胫股关节是由胫骨上端凹面与股骨髁凸面构成的关节。

休息位：膝关节屈曲 25°。

治疗平面：沿着胫骨平台的表面，随膝关节角度改变而改变。

固定：以布带固定股骨。

(1) 关节牵引长轴牵引。

松动手法：沿着胫骨长轴牵拉，分离关节面。作用：治疗开始时评估，控制疼痛，一般性活动膝关节，如图 3-26 所示。

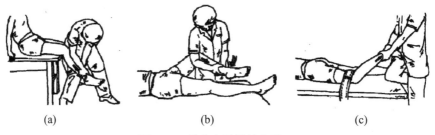

(a)　　　　　　　　(b)　　　　　　　　(c)

图 3-26 关节牵引长轴牵引

(2) 向后滑动。

治疗师体位：坐在床上，以其大腿固定患者足部，双手抓住胫骨，拇指朝前，其余四指朝后。松动手法：治疗师上肢伸直，将身体前倾，以拇指将胫骨向后推。作用：改善膝关节屈曲角度，如图 3-27 所示。

(3) 向前滑动。

治疗师体位：远端手抓住胫骨末端，近端手掌面放于胫骨近端的后侧面。松动手法：通过放在胫骨近端的手给予向前的推动力，如图 3-28 所示。作用：改善膝关节伸直功能。

2) 髌骨关节

(1) 髌骨关节——向远端滑动。

治疗师体位：站在患者大腿旁，面向其足部，一只手拇指指蹼握住髌骨上缘，另一只手做加强用。松动手法：将髌骨向尾端滑动，平行于股骨。作用：改善髌骨活动度，以改善屈膝活动度，如图 3-29 所示。

（2）髌骨关节—内外侧活动。

作用：改善髌骨活动度。患者体位：仰卧位伸膝。治疗师体位：双手拇指、手指分别置于髌骨的内外侧。松动手法：将髌骨往内外侧滑动。

（3）远端胫腓关节——向前、向后滑动。

治疗师体位：站在床的尾端，一只手的手指放在胫骨下方，拇指放在胫骨上方以固定，另一只手的掌跟部放在外踝上，手指在其下方。松动手法：腹卧位，对腓骨给予向前的作用力。仰卧位，对腓骨给予向后的作用力，如图 3-30 所示。作用：当踝关节背屈受限时，可调整背屈活动度。

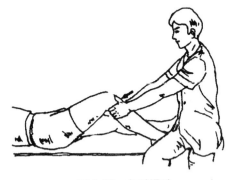

图 3-27　向后滑动

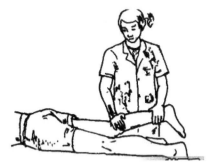

图 3-28　向前滑动

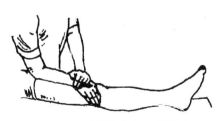

图 3-29　髌骨关节向远端滑动

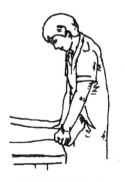

图 3-30　远端胫腓关节向前、向后滑动

3.2.5　牵拉技术

1）三角肌后束的牵拉

（1）被动牵拉。被牵拉者坐立位，被牵拉一侧手臂向对侧伸直，且掌心与身体相对，操作者使用单腿跪立位，用与被牵拉手臂的对侧手抓住被牵拉者的肘关节上方，靠近身体一侧、同侧手掌位于被牵拉者未被牵拉一侧的背部。牵拉时，操作者两手对抗用力，保持 20～30s，即进行静力性牵拉。

注意事项：操作者必须抓住被牵拉手臂的肘关节以上，操作者两侧对抗用力，如图 3-31 所示。

（2）自我牵拉。被牵拉一侧手臂向对侧伸直且掌心与身体相对，对侧手臂屈肘置于被牵拉手臂肘关节背侧，向身体方向用力至活动终末端，保持 20s 或以上。可以进行静力牵拉或动态牵拉，如图 3-32 所示。

注意事项：对侧手必须位于被牵拉手臂肘关节上方。

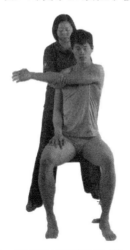

图 3-31　三角肌后束的牵拉(被动牵拉)

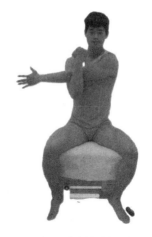

图 3-32　三角肌后束的牵拉(自我牵拉)

2)　三角肌前、中束的牵拉

(1)　被动牵拉：被牵拉者坐立位或站立位，被牵拉手臂屈肘置于体后，操作者跪立位或站立位，同侧手抓住被牵拉手臂的腕关节处，对侧手固定被牵拉者的肩胛骨，两手对抗用力，保持静力性拉伸 20～30s，如图 3-33 所示。

注意事项：操作者必须固定被牵拉手臂的腕关节与肩关节，两侧对抗用力。

(2)　自我牵拉：被拉伸手臂屈肘，置于体后，对侧手抓握牵拉侧上臂向后方用力拉伸，保持 20～30s，如图 3-34 所示。

注意事项：肩关节尽量外旋，牵拉方向向下。

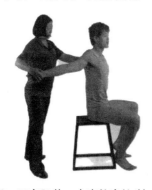

图 3-33　三角肌前、中束的牵拉(被动牵拉)

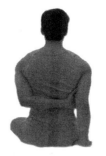

图 3-34　三角肌前、中束的牵拉(自我牵拉)

3)　肩胛下肌的牵拉

(1)　被动牵拉：被牵拉者仰卧位。肩外展 90°时屈曲。上臂完全放松，置于床上，避免募集其他肌肉。操作者一只手握住肱骨远端，另一只手握住前臂远端，将肩外旋被动活动到最大范围，保持牵拉力度，终末端停留 20～30s，如图 3-35 所示。

注意事项：操作者固定住被牵拉者的肱骨远端和前臂远端。

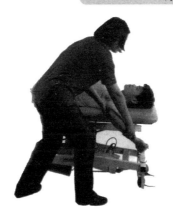

图 3-35　肩胛下肌的牵拉

(2) 自我牵拉：肩胛下肌的自我牵拉可以在一个门框边进行。站立位，被牵伸侧手臂置于体侧，肩外展 90°，肘屈曲 90°，前臂竖直置于门框边缘，抵住门框。肩关节尽量外旋，向前迈步，使被牵伸侧肩关节外旋至指定位置，并保持 20～30s。

注意事项：肩关节尽量外旋，注意调整与门框的相对位置。

4)　冈下肌、小圆肌的牵拉

(1) 被动牵拉：被牵拉者仰卧位，肩外展 90°，肘屈曲 90°，操作者一只手握住肱骨远端，另一只手扶握着关节上方，将肩内旋被动活动到最大范围，与内旋转肌群牵拉方向相反，静力拉伸 20～30s。

(2) 自我牵拉：站立位，被牵伸一侧手臂放于身后，肘屈曲约 90°，手握住一固定物体，向前迈步，使被牵伸侧前臂远离后背，静力拉伸 20～30s。

注意事项：调整迈步距离，以调节牵拉强度。

5)　胸小肌的牵拉

(1) 被动牵拉：被牵拉者取仰卧位，操作者站于被牵拉侧，并用与被牵拉一侧相同的手握住被牵拉者的手。被牵拉者的被牵拉侧上臂放松，置于体侧。操作者将另一只手放在被牵拉者肩前部，指导被牵拉者将肩关节靠近床面，并使肩胛骨向后下方运动，保持20～30s。

注意事项：被牵拉者的上臂放松，避免被牵拉侧发生移动；操作者一只手必须放在肩前部并注意施力方向。

(2) 自我牵拉：站立位，双手在背后相扣，肩胛骨向后下方运动，牵拉至一定位置并保持 20～30s。

注意事项：肩胛骨向后下方运动。

6)　肱三头肌的牵拉

(1) 被动牵拉：被牵拉者坐位，屈肩屈肘前臂置于头后，掌心与身体相对；操作者站立其身后，同侧手抓住拉伸手臂的肘关节处，对侧手抓住被拉伸手臂的肩关节处，两手抵抗用力到一定位置并保持 20s 或以上，即进行静力性拉伸。

注意事项：被牵拉者尽量保持上体直立，肩关节尽量打开；上臂与肘关节尽量位于头后，肘关节尽量屈曲；操作者必须抓住被牵拉者手臂的肘关节与肩关节；操作者两侧对抗用力，如图 3-36 所示。

（2）自我牵拉：被牵拉手臂屈肘置于头后，掌心与身体相对，对侧手抓住被牵拉肘关节处，向对侧水平用力到一定位置并保持20～30s。

注意事项：尽量保持上体直立，肩关节尽量打开；上臂与肘关节尽量位于头后，肘关节尽量屈曲，如图3-37所示。

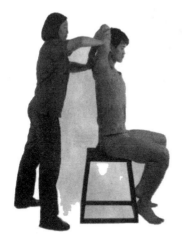 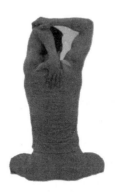

图3-36　肱三头肌的牵拉(被动牵拉)　　　　图3-37　肱三头肌的牵拉(自我牵拉)

7）屈腕屈指肌的牵拉

（1）被动牵拉：被牵拉者仰卧位，操作者一只手固定被牵拉者肘关节，保持伸直位，一只手保持被牵拉者伸腕伸指，前臂旋后进行牵拉，静力牵拉至终末位保持20～30s。

注意事项：牵拉时被牵拉者肘关节伸直，如图3-38所示。

（2）自我牵拉：坐位，被牵拉侧肩关节前屈，外旋掌心向上，肘关节伸直，另一只手掌放于被牵拉侧手掌上并向下牵拉，达到最大幅度并保持20～30s。

注意事项：注意用力位置及方向，由远端向近端拉伸，如图3-39所示。

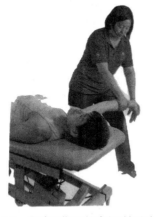 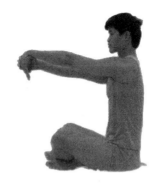

图3-38　屈腕屈指肌的牵拉(被动牵拉)　　　　图3-39　屈腕屈指肌的牵拉(自我牵拉)

8）伸腕伸指肌的牵拉

（1）被动牵拉：被牵拉者仰卧位，操作者一只手固定被牵拉者肘关节保持伸直，另一只手保持被牵拉者屈腕屈指，前臂旋前进行牵拉，如图3-40所示。

注意事项：牵拉时被牵拉者肘关节伸直。单拉，静力牵拉至终末位并保持 20～30s。

(2) 自我牵拉：坐位，被牵拉侧肩关节前屈，内旋掌心向下，肘关节伸直。另一只手放在被牵拉侧手背上并向下用力，首先充分屈腕，然后屈指，最大幅度牵拉伸腕伸指肌 20～30s。

注意事项：先充分屈指，再屈腕，如图 3-41 所示。

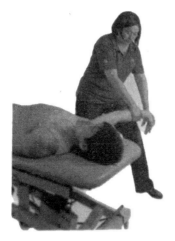
图 3-40 伸腕伸指肌的牵拉(被动牵拉)

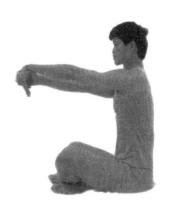
图 3-41 伸腕伸指肌的牵拉(自我牵拉)

9) 臀大肌的牵拉

(1) 被动牵拉：被牵拉者仰卧位，操作者面向被牵拉者站在牵拉同侧，双手置于被牵拉者大腿后侧，用力促进被牵拉者下肢屈髋屈膝，保持被动牵拉 15～20s。

注意事项：髋关节不出现旋转；若在下肢贴近胸部的过程中出现髋关节挤压痛，可在屈膝时抱住大腿先向天花板牵伸，再进行屈髋；双手置于膝关节后方以避免增加膝关节压力，如图 3-42 所示。

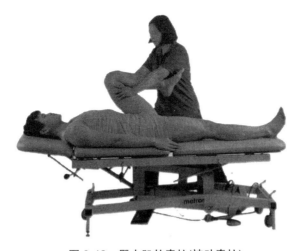
图 3-42 臀大肌的牵拉(被动牵拉)

(2) 自我牵拉：仰卧位，牵拉者自己完成双手环抱大腿后侧，用力使大腿前方贴近腹部，臀大肌处有牵拉感觉而不出现疼痛，保持自我牵拉 20s，如图 3-43 所示。

注意事项：双手置于膝关节后方，在无痛范围内牵拉。

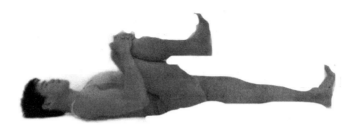

图 3-43　臀大肌的牵拉(自我牵拉)

3.3　本 章 小 结

本章主要介绍了关节松动术，其中包括关键松动术的操作方法及关节松动术的应用。关键松动术可以改善关节的附属运动，进而可以促进关节运动改善。关节松动术能够应用到上肢带、肘关节，以及前臂、髋关节、膝关节和小腿等。

思考练习题

1. 关节松动术的适用范围是什么？
2. 关节的运动形式有哪些？
3. 关节松动术的分级标准及应用原则是什么？
4. 如何鉴别患者关节活动受限与疼痛的关系？对关节松动术的选择有何影响？
5. 关节松动术与其他治疗技术如何结合应用？

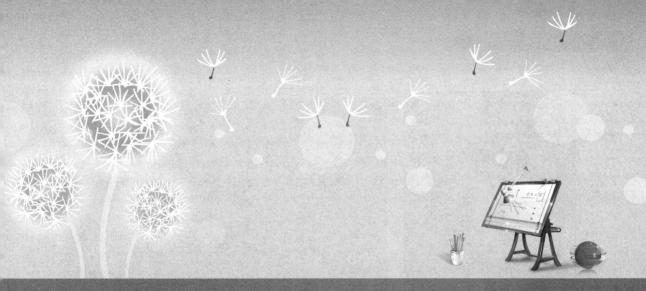

第4章 肌力康复训练

肌力康复训练是运动疗法中的基本训练手段之一，它有以下方面的作用和意义：防止失用性肌萎缩，特别是当肢体在治疗时被固定后所引起的暂时性肌萎缩；肌力训练加强关节的动态稳定性，防止负重关节发生机能改变。

4.1 肌力康复训练的操作方法

肌力康复训练
的操作方法

肌力康复训练的作用并非是肌纤维的增加。在人类出生之后，肌纤维的数量就已定局。肌力训练主要是使肌肉产生适应性变化，并由此增强肌力。肌肉的适应性变化包括使肌肉的形态结构变得更加发达、完善，同时肌肉功能也可获得改善。经系统的肌力增强训练后，肌肉体积增大，肌纤维增粗，收缩蛋白、肌红蛋白、酶蛋白增加，ATP、热能含量和糖原储备增加，毛细血管密度增加，结缔组织量也增多。

4.1.1 概述

1. 相关概念

(1) 肌力(muscle strength)是指肌肉收缩时所能产生的最大力量。

(2) 肌肉耐力(muscle endurance)是指肌肉持续地维持一定强度的等长收缩或做次一定强度的等张(速)收缩的能力。提升肌肉耐力的方式包括：

① 增强最大肌力的瞬间爆发力，如举重、投掷那样在短时间内将肌肉的力量全部发挥出来，如图 4-1 所示。

② 增强肌肉的耐久力，如跑马拉松那样训练肌肉坚持长时间用力，如图 4-2 所示。

(3) 助力训练(assisted exercise)是指在外力的辅助下，通过患者主动的肌肉收缩来完成的训练。这种训练方法主要适用于肌力等级为 1～3 级的患者。

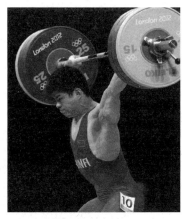

图 4-1　举重

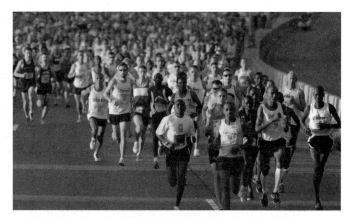

图 4-2　马拉松运动

(4) 悬吊训练(suspension exercise)是指利用绳索、挂钩、滑轮等简单装置，将运动的肢体悬吊起来，以减轻肢体的自身重量，然后在水平面上进行训练。该训练为助力训练的一种，能节省治疗师的体力消耗。

(5) 主动训练(active exercise)是指通过患者主动的肌肉收缩来完成的运动(的训练)。

(6) 抗阻训练(resistance exercise)是指患者在肌肉收缩过程中，需要抑制外来阻力才能完成的训练。

(7) 渐进抗阻训练(progressive resistance exercise)是一种逐渐增加阻力的训练方法，肌肉的能力增强时，负荷量也随之增加。

(8) 等长训练(isometric exercise)是指肌肉收缩时，肌纤维的长度没有改变，也不产生关节活动，但肌肉能产生相当大的张力，又称静力性训练。等长训练的动作不复杂、易掌握，能在关节活动受限时进展。

(9) 等张训练(isotonic exercise)是指肌肉收缩时，肌纤维的张力保持不变，而肌纤维的长度发生改变，并产生关节活动的一种训练方法。它分为向心性收缩和离心性收缩。

(10) 等速训练(isokinetic exercise)又称可调节抗阻运动或恒定速度运动，它是利用专门器械，根据运动过程的肌力大小变化调节外加阻力，使整个关节运动依预先设定的速度进展运动。

(11) 肌肉长度—张力关系(muscle length-tension relation)：肌肉收缩前的初长度能影响肌肉收缩时所产生的肌力。当肌肉收缩时，肌肉处于适宜的预先拉长状态才能产生最大肌力。相反，如果肌肉收缩时初长度已处于缩短状态或过分拉长状态，那么其收缩效果将会下降。

2. 影响肌力大小的主要因素

1) 肌肉的生理横断面

生理横断面越大，产生的肌力也越大。

2) 肌肉的初长度

肌肉被牵拉长等于 1.2 倍静息长度时，产生的肌力最大。

3) 肌肉的募集

同时投入收缩的运动单位数量越大，肌力也越大。

4)　肌纤维走向与肌腱长轴的关系

一定的成角可增强肌肉的收缩力。

5)　肌肉的收缩方式及收缩的速度

向心性收缩、离心性收缩所产生的肌力不同。

6)　杠杆效率

肌肉收缩力受运动阶段杠杆效率的影响。

7)　年龄和性别

男性肌力比女性大，尤其以握力和垂直跳的力量最为明显。

8)　心理因素

在暗示、大声命令及有积极的训练目的时，受检者所发挥的肌力比自主最大收缩力大20%～30%。

3. 肌力降低的常见原因

1)　神经系统疾病

中枢神经系统或周围神经损伤都会影响受损神经所支配肌肉的运动募集，导致肌力下降。

2)　失用性肌肉萎缩

制动及无功能状态所产生的肌原纤维的减少。

3)　肌源性疾病

主要是肌营养不良、多发性肌炎等疾病所致。

4)　年龄增加

儿童、少年时期肌力随年龄的增长而增强，20～25 岁肌力达最高水平，25 岁后平均每年最大肌力下降 1%。

4. 肌力训练方法的分类

(1)　按照不同训练目的，可分为增强肌力训练和增强肌肉耐力训练。

(2)　按照不同肌力大小，可分为传递神经冲动训练、助力训练、主动训练、抗阻力训练、渐进抗阻训练。

(3)　按照肌肉收缩的方式，可分为等长训练、等张训练、等速训练。

4.1.2　肌力训练的根本原则

1. 超负荷原则

超负荷原则是指训练时必须施加超过一定的负荷量和一定时间的运动。这一原则认为，肌肉的负荷必须超过日常生活的活动量，否则只能维持现有的肌力水平，而无法实现肌力的增强。

训练者要有一定的运动强度、持续的训练时间、训练的频率、一定的运动周期和根据肌肉收缩的方式选择相应的训练方法五个根本条件，才能达到肌力增强的目的。

(1)　运动强度：常用最大肌力的比例(%)或相对 1RM 或 10RM 的比例为患者选择适度的训练强度。

①　1RM(一次抗阻力运动的最大值)：指受试者仅能完成一次全关节活动范围的最大

抗阻力重量。

② 10RM(10 次抗阻力运动的最大值)：指受试者能连续完成 10 次全关节活动范围的运动所能对抗的最大阻力重量。

(2) 训练时间：主要包括肌肉收缩时间和运动时间。

① 肌肉收缩时间常用于等长收缩的训练，即训练时，如肌肉收缩的时间短，那么训练的强度应较小。

② 运动时间是指一次训练所需要的总时间，包括肌肉收缩的时间和其间放松的时间。

(3) 训练的频率：包括两个方面，即收缩频率和训练次数。收缩频率是指一次训练中肌肉收缩的次数；收缩频率越高，那么训练的效果越好，原则上每周 3 次的肌力增强训练就有较好的训练效果。

(4) 训练周期：训练周期于训练效果有明显的作用。

刚开始训练时，有肌力的增加，但未见肌肉横断面积有任何增加，训练 40d 后，可见肌肉的横断面积随着增加。

(5) 根据肌肉收缩的方式选择相应的训练方法：根据不同的训练目的可以选择不同的肌肉收缩方式，肌肉收缩方式主要有等长收缩、等张收缩、等速收缩。

2. 阻力原则

该原则认为，在无阻力的情况下训练，达不到增强肌力的目的。

阻力的主要来源包括肌肉本身的重量、肢体在挪动过程中所受到的阻力的大小、纯粹外加的阻力等。

3. 疲劳度原则

肌肉收缩的疲劳度原则指肌肉以一定负荷进展收缩运动，并重复一定的次数或持续一定的时间，直至引起适度的肌肉疲劳。

训练过程中一定要防止出现过度的疲劳，因过度的疲劳对较弱的肌肉是有害的，训练中一旦出现过度疲劳，应立即停止训练。

4.1.3　注意事项

(1) 对患者进行讲解和鼓励。训练前使患者充分理解肌力和肌肉耐力训练的意义和作用，消除其可能存在的疑虑，给予语言的鼓励。

(2) 选择适宜的运动强度和训练节奏。每次训练应引起适度的肌肉疲劳，防止过度疲劳造成对肌肉的损害。

(3) 注意调节阻力。当患者肌力相对较弱时，施加的阻力应相对较小；随着训练的持续，患者肌力逐渐增强，抗阻训练所施加的阻力也要相应增加。

(4) 注意无痛训练。训练过程中如发生疼痛，那么是出现损伤或加重损伤的信号，应引起重视和尽量避免。

(5) 注意心血管反响。增加负荷训练时要防止长时间地憋气，因其可加重心肺功能的负担，故在训练过程中应调整好呼吸，训练时的负荷量要缓慢逐渐增加。

(6) 防止代偿运动的出现。

(7) 每次训练做好详细的记录。

4.2　肌力康复训练的应用

4.2.1　肌力评定分级分类训练

肌力康复训练
的应用

1. 传递神经冲动训练

1)　适应症

肌力 0~1 级。

2)　训练方法

引导患者做主观努力，以尽力引起瘫痪肌肉的主动收缩。

2. 辅助主动训练

1)　适应症

肌力 1~3 级。

2)　训练方法

(1)　徒手辅助主动运动。

(2)　悬吊辅助主动运动，如图 4-3 所示。

(3)　滑面上辅助主动运动，如图 4-4 所示。

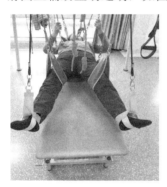

图 4-3　悬吊辅助主动运动

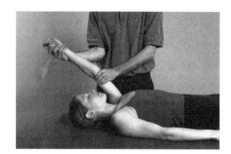

图 4-4　滑面上辅助主动运动

(4)　滑车重锤的主动运动，如图 4-5 所示。

(5)　浮力辅助主动运动，如图 4-6 所示。

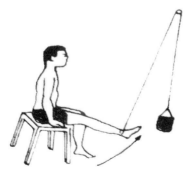

图 4-5　滑车重锤的主动运动

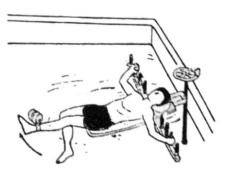

图 4-6　浮力辅助主动运动

3. 主动训练

1)　适应症

肌力达 3 级。

2)　训练方法

取正确的体位和姿势，肢体置于抗重力位，防止代偿运动。

4. 抗阻训练

1)　适应症

4 级以上肌力。

2)　训练方法

利用徒手、滑车、重锤、弹簧、重物、摩擦力、流体阻力，阻力作用的方向与主动运动方向相反。

4.2.2　抗阻运动训练方法

1. 徒手抗阻力主动运动

徒手抗阻力主动运动如图 4-7 所示。

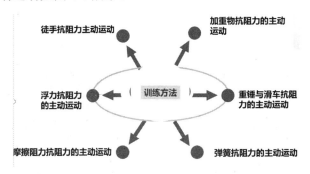

图 4-7　抗阻运动训练方法

(1)　体位与辅助主动运动形式一样，固定近端关节。

(2)　阻力的方向与肢体运动的方向成直角，根据训练要求，施加阻力的部位与姿势做适当变换，施加阻力应缓慢，不可过急。

(3)　训练时，对于骨折患者应注意保护骨折固定的部位、施加阻力部位的选择、施加阻力的方向和大小，以免影响骨折部位的愈合。

松动手法：治疗师上肢伸直，膝关节屈曲，通过近侧手给予向后的作用力。作用：改善屈曲和内旋。

2. 加重物抗阻力的主动运动

患者直接用手抓取重物或将重物固定在身体某部位进展训练。

(1)　肱二头肌肌力增强的抗阻训练如图 4-8 所示。

(2)　股四头肌肌力增强的抗阻训练如图 4-9 所示。

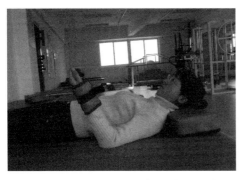

图 4-8　肱二头肌肌力增强的抗阻训练

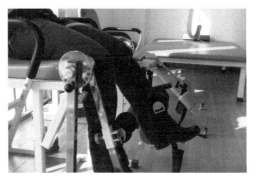

图 4-9　股四头肌肌力增强的抗阻训练

3. 重锤与滑车抗阻力的主动运动

重锤与滑车抗阻力的主动运动如图 4-10 所示。

(1) 此项训练方法是利用重锤作为阻力，利用滑车来确定牵引力的方向。

(2) 当牵引力的方向与肢体成直角时，肌肉才可发挥最大收缩力。

(3) 运动时肌肉收缩的速度不宜过快，肌肉收缩达最大后应保持 2～3s，即缓慢-保持，不论是向心性收缩还是离心性收缩，每个动作都要缓慢进展，这样才能达到运动效果。

4. 弹簧抗阻力的主动运动

此项训练方法是利用弹簧的弹力来作为阻力，肢体通过对抗弹簧的弹力增强肌力，动作要领同样要求缓慢—保持，如图 4-11 所示。

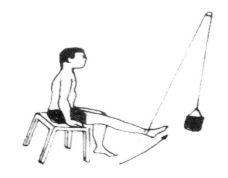

图 4-10　重锤与滑车抗阻力的主动运动

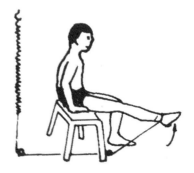

图 4-11　弹簧抗阻力的主动运动

5. 摩擦阻力抗阻力的主动运动

由于摩擦阻力存在难以控制、稳定性较差、不便于数字表示阻力大小和易于造成磨损等缺点，因此，摩擦阻力不作为抗阻运动的重要或常规方法。

6. 浮力抗阻力的主动运动

该运动是利用肢体在水中产生的浮力来作为阻力的主动运动。运动过程中要抑制浮力完成某一肢体的运动。例如，可以在某一肢体的末端固定一个浮子，然后指导该肢体做向下方的主动运动。

4.2.3 抗阻运动注意事项

(1) 防止持续的握力训练，避免血压过度升高，尤其是高血压患者。

(2) 增加负荷训练时应防止长时间地屏气，这将加重心肺功能的负担，故在训练过程中应协调好呼吸，一般做法是用力时吸气，放松时将气体缓慢呼出。

(3) 应在治疗师监护下进行负荷较重、危险性较大的训练活动。

(4) 负荷量的增加要循序渐进，增加的速度要缓慢。

4.2.4 肌力级别与肌力训练方法

肌力级别与肌力训练方法如图 4-12 所示。

肌力级别	选用训练方法
2	辅助主动运动
3	主动抗部分重力运动 主动抗重力运动 抗轻微阻力
4	抗较大阻力
5	抗最大阻力

图 4-12 肌力级别与肌力训练方法

1. 等长训练

1) 适应症

2～5 级肌力。

2) 训练方法

(1) 徒手等长运动。

(2) 肢体固定练习。

(3) 利用器具。

"tens"训练是每次等长收缩持续 10s，休息 10s，重复 10 次收缩为一组训练，每次训练做 10 组训练，如图 4-13 所示。

2. 等张训练

1) 适应症

3～5 级肌力。

2) 训练方法

(1) 向心练习。

(2) 离心练习。

3. 渐进抗阻训练(progress resistance exercise，PRE)

最常用的力量训练手段是等张收缩(向心和离心)，可借用自由重量、机器、弹力带等，如图 4-14 所示。

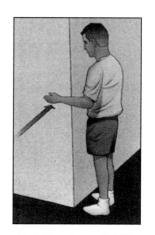

图 4-13 "tens"训练

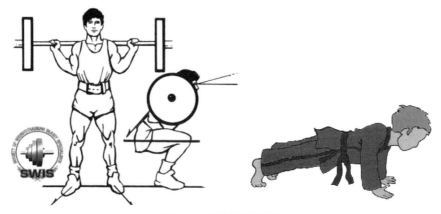

图 4-14　渐进抗阻训练

自由重量 vs.运动器械(free weights vs. exercise machines)。

自由重量哑铃、杠铃和举重盘关节活动不受限制，需要力量平衡和协调。

运动器械训练安全，操作简单，关节活动自由度受限，如图 4-15 所示。

弹力绳与弹力带(surgical tubing or exercise band)，如图 4-16 所示。

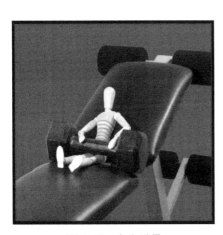

图 4-15　自由重量

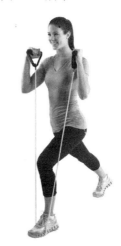

图 4-16　弹力绳与弹力带

① 　渐进抗阻训练方法之 DeLorme's method。

测定 10RM。

每次训练 3 组，所施加负荷依次为 1/2、3/4 及 1 个 10RM。

每组进展 10 次，各组间休息 1min。

每周重新测定 10RM。

1set=1/2 10RM ×10。

2set = 3/4 10RM ×10。

3set=10RM ×10。

当 10RM 增加时，重新定义 10RM 的重量。

② 　渐进抗阻训练方法之 Oxford method。

适用于康复过程的各个阶段，基于 10RM，负荷递减 "regressive load"。

与 DeLorme's method 相反。

1set =10RM×10。

2set = 3/4 10RM×10。

3set = 1/2 10RM×10。

4. 短暂最大负荷练习

1）　适应症

同等张训练，3～5 级肌力。

2）　训练方法

等张收缩和等长收缩相结合。

短暂最大收缩练习(brief maximal exercise，BME)。

等张收缩与等长收缩配合，抗阻伸膝，维持 10s。

测定伸膝最大肌力，取其 80% 为负荷重量。

第一组：50% 负荷重量，休息 20s。

第二组：75% 负荷重量，休息 20s。

第三组：100% 负荷重量，维持到疲劳为止。

假设最后一次的维持时间超过 10s，那么可适当增加练习的负荷重量。

5. 等速运动

1）　适应症

根据肌力恢复的程度选择不同的训练模式，如图 4-17 所示。

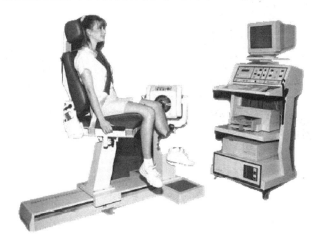

图 4-17　训练图例

2）　训练方法

(1)　等速向心肌力训练。

(2)　等速离心肌力训练。

(3)　短弧等速肌力训练。

等长、等张及等速运动比较如表 4-1 所示。

表 4-1　等长、等张及等速运动比较

项　目	等长运动	等张运动	等速运动
速度	固定不动	变化，不易控制	任意选定，选定后速度恒定
阻力	可变，为顺应性阻力	受杠杆作用影响	可变，顺应性阻力
运动幅度	无	全幅或半幅	全幅或半幅
方便性	不受环境限制，不需要特殊仪器	不需要贵重训练仪器	须昂贵的仪器、大量时间

4.2.5　临床应用

1. 适应症

(1) 失用性肌肉萎缩。

(2) 关节源性肌肉萎缩。

(3) 神经性肌肉萎缩。

(4) 在肌源性疾病中肌肉收缩功能异常。

(5) 骨关节畸形。

(6) 脊柱稳定性差。

(7) 关节周围主动肌和拮抗肌不平衡。

(8) 内脏下垂、尿失禁。

2. 禁忌症

(1) 全身有严重感染和发热患者不宜进行训练。

(2) 患有严重的心脏疾病，如快速性心律失常、心力衰竭等情况。

(3) 皮肌炎、肌炎及发作期患者，以及严重肌病患者不宜进行高强度或抗阻训练。

(4) 肌力训练会加剧局部疼痛的，如肌肉、骨骼外伤后术后早期的患者不宜进行肌力训练。

(5) 局部有活动性出血，不宜进行局部肌肉训练，以免加重出血，形成血肿。

(6) 骨折后只进行石膏外固定、骨折断端尚未形成结实骨痂时，不宜进行肌肉长度有改变的训练。

3. 临床选择肌力康复训练的原则

(1) 平安第一。

(2) 有效性原则。

(3) 经济实用性原则。

(4) 个体化原则。

4.2.6　增强上肢肌群肌力训练技术

1. 解剖学概要

(1) 肩关节肌群可以分为前屈肌群、后伸肌群、外展肌群、内收肌群、内旋肌群。

① 三角肌。

a. 位于肩部，从前、中、后三侧包围肩关节。

b. 起自锁骨外侧 1/3、肩峰和肩胛冈，肌束向外下方集中。

c. 止于肱骨三角肌粗隆。

d. 前部肌束收缩，使肩关节前屈、旋内和内收。

e. 中部肌束收缩，使上臂外展成水平位。

f. 后部肌束收缩，使肩关节后伸、旋外和内收。

g. 三局部肌束同时收缩，使肩关节外展。

② 冈上肌。

在斜方肌深面，起自冈上窝，跨越肩关节，止于肱骨大结节上部，协助肩关节外展。

③ 肩胛下肌、冈上肌、冈下肌和小圆肌。

肌腱彼此相连，组成腱板，围绕肩关节的上方、后面和前面形成肌腱袖，对肩关节起保护和稳定作用。

(2) 肘部和前臂肌群可分为伸肘肌群、屈肘肌群，以及前臂旋前、旋后肌群。

① 肱二头肌。

a. 位于上臂前部的浅层。

b. 长头以长腱起自肩胛骨盂上结节。

c. 短头起自肩胛骨喙突，两头向下合并移行为肌腱。

d. 止于桡骨粗隆。

e. 屈曲肘关节，当前臂旋前时能使其旋后，协助屈肩关节。

② 肱三头肌。

a. 位于上臂后部。

b. 长头起自肩胛骨盂下结节，外侧头起于肱骨后上部。

c. 内侧头起于肱骨后下部。

③ 头向下会合形成肌腱，止于尺骨鹰嘴。

伸肘关节，长头还可使肩关节后伸和内收。

(3) 腕和手指肌群可分为伸腕肌群、屈腕肌群和手肌肌群。

① 屈腕肌群包括桡侧腕屈肌、掌长肌、尺侧腕屈肌，均起自肱骨内上髁和前臂深筋膜。

② 伸腕肌群包括桡侧腕长伸肌、桡侧腕短伸肌、指伸肌、小指伸肌、尺侧腕伸肌，共同起于肱骨外上髁。

2. 运动学概要

1) 肩部肌群

前屈：三角肌前部和喙肱肌收缩引起。

后伸：三角肌后部收缩引起。

外展：三角肌中部和冈上肌收缩引起。

内收：三角肌后部收缩引起。

内旋：肩胛下肌、胸大肌、背阔肌及大圆肌收缩引起。

外旋：冈下肌和小圆肌收缩引起。

冈上肌、冈下肌、小圆肌、肩胛下肌：收缩使肱骨头紧压于关节盂，从而防止半脱位；脑损伤及脊髓损伤会引起这些肌肉的瘫痪；这些肌肉瘫痪和上肢本身重力的作用易导致肩关节半脱位。

2)　肘部和前臂肌群

屈曲：肱二头肌、肱肌、肱桡肌三块肌肉收缩引起。

伸直：肱三头肌收缩引起。

前臂旋前：旋前圆肌、旋前方肌收缩引起。

前臂旋后：肱二头肌、旋后肌、肱桡肌收缩引起。

3. 训练方法

1)　选择方法

(1)　0～1 级肌力可采用传递神经冲动练习。

(2)　1～3 级肌力可采用助力训练。

(3)　3 级以上肌力可进行主动训练。

(4)　4～5 级肌力可进行抗阻训练。

2)　肩前屈肌群

(1)　肌力 1～3 级。

患者体位：健侧侧卧位。上肢放在体侧，伸肘。

治疗师位置：立于患者身旁，一只手托住患者的肘关节，另一只手托住患者的前臂。

方法：在训练的过程中，治疗师根据患者肌力情况决定给予助力大小，1 级肌力时，给予助力帮助前屈肩关节；2～3 级肌力时，只帮助托起训练侧上肢，不予前屈肩关节助力。

(2)　肌力 4～5 级。

患者体位：仰卧位。上肢放在体侧，伸肘。

治疗师位置：立于患侧，一只手握住前臂远端，另一只手放在肱骨的远端，向下施加阻力。

抗阻力方法：患者以肩部力量向正前方抗阻力屈曲肩关节至 90°，然后恢复原位，重复进行。

3)　肩外展肌群

(1)　肌力 1～3 级。

患者体位：仰卧位，训练侧上肢前臂中立位置于身旁。

治疗师位置：立于患侧，一只手托住患者的肘关节，另一只手托住患者的前臂。

方法：1 级肌力时，给予助力，帮助外展肩关节；2～3 级肌力时，只帮助托起训练侧上肢，不予外展肩关节助力。

(2)　肌力 4～5 级。

患者体位：仰卧位，上肢放在体侧，屈肘 90°，前臂中立位。

治疗师位置：立于患侧，一只手放在肱骨远端外侧，向内施加阻力；另一只手握住前臂远端掌侧，以保持稳定。

抗阻力方法：患者抗阻力全范围外展上肢。

4) 肩后伸肌群

(1) 肌力1～3级。

患者体位：健侧侧卧位，训练侧上肢自然置于体侧。

治疗师位置：立于患侧，一只手托住患者的肘关节，另一只手托住患者的前臂。

方法：1级肌力时，给予助力，帮助后伸肩关节；2～3级肌力时，只帮助托起训练侧上肢，不予后伸肩关节助力。

(2) 肌力4～5级。

患者体位：俯卧位，上肢放在体侧，伸肘。

治疗师位置：立于患侧。一只手放在肩后面，固定肩胛骨；另一只手放在肱骨远端，并向下施加阻力。

抗阻力方法：患者应在全范围运动中对抗阻力进行肩关节后伸。

5) 肩内收肌群

(1) 肌力1～3级。

患者体位：端坐位，健侧上肢自然下垂，置于体侧。

治疗师位置：立于患侧，一只手托住患者的肘关节，另一只手托住患者的前臂，使患者训练侧上肢外展90°。训练侧前臂中立位。

方法：1级肌力时，给予助力，帮助内收肩关节；2～3级肌力时，只帮助托起训练侧上肢，不予内收肩关节助力。

(2) 肌力4～5级。

患者体位：仰卧位，上肢外展90°，前臂中立位。

治疗师位置：立于患侧，一只手放在肩后面，固定肩胛骨；另一只手放在肱骨远端内侧并向外施加阻力。

抗阻力方法：患者抗阻力全范围内收上肢。

6) 肩内旋肌群

(1) 肌力1～3级。

患者体位：仰卧位，肩关节外展90°，上臂放在治疗床上。

治疗师位置：立于患侧，一只手握住患者的肘关节，另一只手握住患者的前臂，使前臂旋前向上。

方法：1级肌力时，给予助力，于前臂帮助内旋肩关节；2～3级肌力时，只帮助固定训练侧上肢，不予内旋肩关节助力。

(2) 肌力4～5级。

患者体位：同上。

治疗师位置：立于患侧，一只手握住肘关节内侧，保持稳定；另一只手握住前臂尺侧远端并施加阻力。

抗阻力方法：患者应在全范围运动中对抗阻力进行关节内旋肩。

7) 肩外旋肌群

(1) 肌力1～3级。

患者体位：仰卧位，肩外展90°，上臂放在治疗床上，前臂垂直于桌面向上。

治疗师位置：立于患侧，一只手握住患者的肘关节内侧，另一只手握住患者的前臂远端。

方法：1 级肌力时，给予助力，于前臂远端帮助外旋肩关节；2～3 级肌力时，只帮助固定训练侧上肢，不予外旋肩关节助力。

(2) 肌力 4～5 级。

患者体位：同上。

治疗师位置：面向患者站立，下方手握住肘关节内侧，保持稳定；上方手握住前臂背侧远端并向足的方向施加阻力。

抗阻力方法：患者应在全范围运动中对抗阻力进行关节外旋肩。

8) 屈肘肌群

(1) 肌力 1～3 级。

患者体位：坐位，肩关节外展 30°，肘关节被动伸展位。

治疗师位置：立于患侧，一只手托住患者的上臂远端，另一只手握住患者的前臂远端。

方法：1 级肌力时，给予助力，于前臂远端帮助屈曲肘关节；2～3 级肌力时，只帮助固定训练侧上肢，不予屈曲肘关节助力。

(2) 肌力 4～5 级。

患者体位：仰卧位，上肢置于体侧，稍屈肘，前臂旋后。

治疗师位置：立于患侧，一只手放在肩部，固定肱骨；另一只手握住前臂远端并向足的方向施加阻力。

抗阻力方法：患者抗阻力全范围屈肘。

9) 伸肘肌群

(1) 肌力 1～3 级。

患者体位：坐位，肩关节外展 90°，肘关节被动屈曲位。

治疗师位置：坐在患者侧前方，一只手托住患者的上臂远端；另一只手握住患者的前臂远端，使肘关节屈曲 90°，前臂水平位。

方法：1 级肌力时，给予助力，于前臂远端帮助伸直肘关节；2～3 级肌力时，只帮助固定训练侧上肢，不予伸直肘关节助力。

(2) 肌力 4～5 级。

患者体位：仰卧位，上肢外展 90°，肘下垫一毛巾卷，屈肘。

治疗师位置：面向患侧而坐，一只手放在肱骨远端背侧，固定肱骨；另一只手握住前臂远端背侧并向下施加阻力。

抗阻力方法：患者抗阻力全范围伸肘。

10) 前臂旋前或旋后肌群

(1) 肌力 1～3 级。

患者体位：坐位，上臂置于体侧，肘关节屈曲 90°，前臂旋后/旋前，手部放松。

治疗师位置：立于患侧，双手分别固定肘和前臂。

方法：1 级肌力时，给予助力，于前臂远端帮助前臂旋前/旋后；2～3 级肌力时，只帮助固定训练侧上肢，不予前臂旋前/旋后助力。

（2）肌力 4～5 级。

患者体位：仰卧位，上肢稍外展，屈肘 90°，前臂中立位。

治疗师位置：立于患侧，双手分别固定肘和前臂。增加旋前肌群肌力时，上方手向背侧施加阻力。增强旋后肌群肌力时，上方手向掌侧施加阻力。

抗阻力方法：患者抗阻力全范围旋前或旋后。

11）屈腕肌群

（1）肌力 1～3 级。

患者体位：坐位，前臂中立位，置于治疗床上，手放松伸直。

治疗师位置：立于患侧，一只手固定腕关节近心端，另一只手扶住手的掌指关节。

方法：1 级肌力时，治疗师给予助力，于手的掌指关节帮助屈腕；2～3 级肌力时，只帮助固定，不予屈腕助力。

（2）肌力 4～5 级。

患者体位：坐在桌旁，前臂旋后放在桌上。

治疗师位置：立于患侧，一只手放在前臂远端掌侧，固定前臂；另一只手握住手掌并向桌面施加阻力。

抗阻力方法：患者抗阻力全范围屈腕。

12）伸腕肌群

（1）肌力 1～3 级。

患者体位：坐在桌旁，前臂旋前放在桌上，手放松伸直。

治疗师位置：面向患者而坐，一只手固定前臂远端；另一只手放在手的掌指关节。

方法：1 级肌力时，治疗师给予助力，于手的掌指关节帮助伸腕；2～3 级肌力时，只帮助固定，不予伸腕助力。

（2）肌力 4～5 级。

患者体位：坐在桌旁，前臂旋前放在桌上。

治疗师位置：面向患者，一只手放在前臂远端背侧，固定前臂；另一只手握住手背并向桌面施加阻力。

抗阻力方法：患者抗阻力全范围屈腕。

13）腕桡侧偏或尺侧偏肌群

（1）肌力 1～3 级。

患者体位：坐在桌旁，前臂中立位放在桌上，手超出床沿自然下垂。

治疗师位置：立于患侧，一只手放在前臂远端，固定前臂；另一只手握住训练侧手背。

方法：1 级肌力时，给予助力，于手背帮助腕关节桡侧偏或尺侧偏；2～3 级肌力时，只帮助固定，不予腕关节桡侧偏或尺侧偏助力。

（2）肌力 4～5 级。

患者体位：同上。

治疗师位置：立于患侧，一只手放在前臂远端，固定前臂，当增强桡侧偏肌群肌力时，另一只手放在第 1 掌骨桡侧并向尺侧施加阻力；当增强尺侧偏肌群肌力时，另一只手放在第 5 掌骨尺侧并向桡侧施加阻力。

抗阻力方法：患者抗阻力全范围桡侧偏或尺侧偏。

14) 屈指肌群

(1) 肌力 1～3 级。

患者体位：坐在桌旁，前臂旋后，腕成中立位。

治疗师位置：立于患侧，一只手握住指间关节近端，固定近端指骨；另一只手握住指间关节的远端。

方法：1 级肌力时，治疗师给予助力，于指间关节的远端帮助屈曲指间关节；2～3 级肌力时，只帮助固定，不予屈曲指间关节的助力。

(2) 肌力 4～5 级。

患者体位：坐在桌旁，前臂中立位放在桌上。

治疗师位置：立于患侧，一只手握住指间关节近端，固定近端指骨；另一只手握住指间关节的远端，并向指背施加阻力。

抗阻力方法：患者抗阻力全范围屈曲指间关节。

15) 屈掌指关节肌群

(1) 肌力 1～3 级。

患者体位：坐在桌旁，前臂旋后放在桌上。

治疗师位置：立于患侧，一只手握住掌骨，另一只手握住指骨。

方法：1 级肌力时，治疗师给予助力，于指间关节的远端帮助屈曲掌指关节；2～3 级肌力时，只帮助固定，不予屈曲掌指关节的助力。

(2) 肌力 4～5 级。

患者体位：坐在桌旁，前臂旋后放在桌上。

治疗师位置：立于患侧，一只手握住掌骨，另一只手放在近端指骨掌面，并向下施加阻力。

抗阻力方法：患者保持指间关节伸直，抗阻力全范围屈曲掌指关节。

16) 对掌肌群

(1) 肌力 1～3 级。

患者体位：坐在桌旁，前臂旋后放在桌上。

治疗师位置：面向患者坐在桌旁，一只手握住腕关节，固定上肢；另一只手拇指和食指握住拇指或小指掌骨。

方法：1 级肌力时，治疗师给予助力，于掌骨帮助拇指或小指对掌；2～3 级肌力时，只帮助固定，不予拇指或小指对掌的阻力。

(2) 肌力 4～5 级。

患者体位：坐在桌旁，前臂旋后放在桌上。

治疗师位置：面向患者坐在桌旁，双手分别握住拇指和小指掌侧并向外侧施加阻力。

抗阻力方法：患者抗阻力对掌。

4.2.7　增强下肢肌群肌力训练技术

1. 解剖学概要

1) 髋部肌群

髋部肌群大都起自骨盆的内外面，跨越髋关节，止于股骨上部，按它与髋关节的关系，可分为前群和后群。

① 前群：髂腰肌、阔筋膜张肌及缝匠肌。

② 后群：位于臀部，分列 3 层，浅层为臀大肌，中层由上向下依次为臀中肌、梨状肌、闭孔内肌和股方肌，深层为臀小肌和闭孔外肌。

2) 小腿及踝部肌群

① 前群：内侧为胫骨前肌，外侧为趾长伸肌，两者之间为拇长伸肌。

② 外侧群：包括腓骨长肌和腓骨短肌。

③ 后群：浅层为强大的小腿三头肌，由腓肠肌和比目鱼肌组成；深层有 4 块肌，上方为腘肌，下方自内侧向外侧依次为趾长屈肌、胫骨后肌和拇长屈肌。

3) 足肌

① 足背肌：包括拇短伸肌和趾短伸肌，分别助伸拇趾和第 2～4 趾。

② 足底肌：内侧群 3 块，为拇展肌、拇短屈肌和拇收肌；外侧群 2 块，为小趾展肌和小趾短屈肌；中间群分浅、中、深 3 层。

2. 运动学概要

1) 髋部肌群

前屈：髂腰肌、股直肌、缝匠肌和阔筋膜张肌收缩引起前屈。

后伸：臀大肌、股二头肌长头、半膜肌、半腱肌收缩引起后伸。

外展：臀中肌、臀小肌、阔筋膜张肌和臀大肌上部纤维收缩可使髋外展。

内收：耻骨肌、长收肌、股薄肌、短收肌和大收肌同时收缩可使髋关节内收。

2) 膝部肌群

伸直：股四头肌收缩可使膝关节伸直。

屈曲：股二头肌、半腱肌和半膜肌等通过膝关节屈伸轴后面的肌肉收缩，可以使膝关节屈曲。

内旋：半腱肌、半膜肌、腘肌、股薄肌和缝匠肌收缩引起内旋。

外旋：股二头肌、阔筋膜张肌可起到协助膝关节外旋的作用。

3) 踝部肌群

跖屈：小腿三头肌、胫骨后肌、拇长屈肌、趾长屈肌。

背屈：胫骨前肌、拇长伸肌及趾长伸肌。

足内翻：胫骨前肌、胫骨后肌。

足外翻：腓骨长肌、腓骨短肌。

3. 训练方法

1) 屈髋肌群

(1) 肌力 1～3 级。

患者体位：健侧侧卧位，伸髋，屈膝 90°。

治疗师位置：面向患者站立，一只手托住踝关节，另一只手托住大腿远端及膝关节。

方法：1 级肌力时，给予助力，帮助屈曲髋关节；2～3 级肌力时，只帮助托起训练侧下肢，不予屈曲髋关节助力。

（2）　肌力 4～5 级。

患者体位：仰卧位，下肢屈髋，屈膝。

治疗师位置：面向患者站立，双手将下肢扶起，屈髋 90°，膝关节自然屈曲，一只手托住足跟及踝关节；另一只手放在大腿远端，向足的方向施加阻力。

抗阻力方法：患者抗阻力全范围屈髋。

2）　髋后伸肌群

（1）　肌力 1～3 级。

患者体位：对侧卧位，屈髋 90°，屈膝 90°。

治疗师位置：站在患者身后，一只手托住足跟及踝关节，另一只手托住大腿远端。

方法：患者注意力集中，努力做全范围的伸髋。1 级肌力时，给予助力，帮助后伸髋关节；2～3 级肌力时，只帮助托起训练侧下肢，不予伸髋关节助力。

（2）　肌力 4～5 级。

患者体位：俯卧位，下肢伸直。

治疗师位置：立于患侧，上方手及前臂放在臀部，固定骨盆；下方手放在大腿远端腘窝上并向下施加阻力。

抗阻力方法：患者抗阻力全范围后伸髋。

3）　髋内收肌群

（1）　肌力 1～3 级。

患者体位：仰卧位，对侧下肢髋关节外展 25°，训练侧下肢外展约 30°。

治疗师位置：立于患侧，一只手放在膝关节腘窝处，另一只手放在脚后跟处，托起下肢。

方法：1 级肌力时，给予助力，帮助内收髋关节；2～3 级肌力时，只帮助托起训练侧下肢，不予内收髋关节助力。

（2）　肌力 4～5 级。

患者体位：卧位，对侧下肢髋关节外展 25°，训练侧下肢外展约 30°。

治疗师位置：立于患侧，上方手放在髂前上棘固定骨盆，下方手放在大腿远端内侧并向外施加阻力。如果膝关节无疼痛，下方手也可放在内踝处并向外施加阻力。

抗阻力方法：患者抗阻力全范围内收髋（由外展位经中立位到内收位）。

4）　髋内旋或外旋肌群

（1）　肌力 1～3 级。

患者体位：仰卧位，膝关节伸直位，髋关节外旋/内旋位。

治疗师位置：立于患侧，外旋时一只手放在膝关节内侧，另一只手握住脚踝。内旋时一只手放在膝关节外侧，另一只手握住脚踝。

方法：1 级肌力时，给予助力，帮助内旋或外旋髋；2～3 级肌力时，只帮助托起训练侧下肢，不予内旋或外旋髋关节助力。

（2）　肌力 4～5 级。

患者体位：坐位，双下肢垂于治疗床，训练侧大腿下方垫一毛巾卷。

治疗师位置：立于患侧，增强内旋髋肌群肌力时，内侧手放在膝关节上方，固定股骨，外侧手握住外踝处并向内侧施加阻力；当增强外旋髋肌群阻力时，外侧手放在膝关节上方，固定股骨，内侧手握住内踝处并向外侧施加阻力。

抗阻力方法：患者抗阻力全范围内旋髋(小腿向外)或外旋髋(小腿向内)。

5) 屈膝肌群

(1) 肌力1～3级。

患者体位：侧卧位，双下肢伸直，训练侧下肢伸直，悬挂于训练吊带上。

治疗师位置：立于患侧，一只手托住固定大腿远端，另一只手托住小腿远端。

方法：1级肌力时，给予助力，帮助屈膝；2～3级肌力时，只帮助托起患侧小腿，不予屈膝关节助力。

(2) 肌力4～5级。

患者体位：俯卧位，下肢伸直。

治疗师位置：面向患者站立，上方手放在臀部，固定骨盆，下方手放在小腿远端掌侧并向下施加阻力。

抗阻力方法：患者抗阻力全范围屈膝。

6) 伸膝肌群

(1) 肌力1～3级。

患者体位：侧卧位，训练侧下肢的膝关节屈曲，悬挂于训练吊带上。

治疗师位置：面向患者站立，一只手托住固定大腿远端，另一只手托住小腿远端。

方法：1级肌力时，治疗师给予助力，帮助伸膝；2～3级肌力时，只帮助托起训练侧小腿，不予伸膝关节助力。

(2) 肌力4～5级。

患者体位：坐位，下肢垂于床沿，大腿下方放一毛巾卷。

治疗师位置：面向患者站立，上方手放在膝关节上方，固定股骨，下方手握住小腿远端并向后施加阻力。

抗阻力方法：患者抗阻力全范围伸膝。

7) 踝背伸肌群

(1) 肌力1～3级。

患者体位：侧卧位，训练侧下肢伸直，悬挂于训练吊带上。

治疗师位置：面向患者站立，一只手固定小腿远端，另一只手握住足背。

方法：患者注意力集中，努力做全范围的背伸踝动作。1级肌力时，治疗师给予助力，帮助背伸踝关节；2～3级肌力时，只固定小腿远端，不予背伸踝关节助力。

(2) 肌力4～5级。

患者体位：仰卧位下稍屈膝(需下垫一枕头)，踝中立位。

治疗师位置：面向患者站立，上方手放在小腿近端，固定胫骨，下方手握住足跟，前臂掌侧抵住足底并向足背方向施加阻力。

抗阻力方法：患者抗阻力全范围背伸踝。

8) 踝跖屈肌群

(1) 肌力1～3级。

患者体位：健侧侧卧位，训练侧下肢伸直，悬挂于训练吊带上。

治疗师位置：立于患侧，一只手固定小腿远端，另一只手握住足背。

方法：1 级肌力时，治疗师给予助力，帮助跖屈踝关节；2～3 级肌力时，只固定小腿远端，不予跖屈踝关节助力。

(2)　肌力 4～5 级。

患者体位：仰卧位，稍屈膝，腘窝下垫一枕头，踝中立位。

治疗师位置：立于患侧，上方手放在小腿近端，固定胫骨，下方手握住足跟，前臂掌侧抵住足底并向足背方向施加阻力。

抗阻力方法：患者抗阻力全范围跖屈踝。

注：跖屈肌群肌力训练也可以在站立位练习。患者单足站立，足跟抬起，保持片刻后放下，反复进行。

9)　踝内翻或外翻肌群

(1)　肌力 1～3 级。

患者体位：仰卧位，踝关节中立位(内翻)或轻度跖屈(外翻)。

治疗师位置：立于患侧，一只手握住小腿远端固定在桌面，内翻时另一只手握住足内侧缘，外翻时另一只手握住足外侧缘。

方法：1 级肌力时，给予助力，帮助内翻或外翻踝；2～3 级肌力时，只固定小腿远端，不予内翻或外翻踝助力。

(2)　肌力 4～5 级。

患者体位：坐位，小腿垂于床沿，足放在治疗者的大腿上。

治疗师位置：面向患者坐位，一只手握住小腿远端，当增强内翻肌群肌力时，另一只手握住足的内侧缘并向下施加阻力；当增加外翻肌群肌力时，另一只手握住足的外侧缘向下施加阻力。

抗阻力方法：患者抗阻力全范围内翻或外翻踝。

4.2.8　增强头、颈和躯干肌群肌力训练技术

1. 解剖学概要

头、颈和躯干肌在中线两侧成对排列。

当两侧肌肉收缩时，产生矢状面的前屈和后伸；当一侧肌肉收缩时，那么在额状面或水平面上产生侧屈或旋转。

1)　头、颈和躯干肌群

(1)　颈前肌群：头长肌，颈长肌，前、中、后斜角肌，胸锁乳突肌。

(2)　颈后肌群：枕下小肌群、横突棘肌、斜方肌、颈部竖脊肌(颈髂肋肌、头最长肌、头夹肌、颈夹肌)。

2)　躯干前屈肌群

躯干前屈肌群包括腹直肌、腹外斜肌、腹内斜肌、腹横肌、胸固有肌(肋间内外肌)。

3)　躯干后伸肌群

(1)　胸部横突棘肌：连接于横突和棘突之间。

(2)　胸、腰部竖脊肌胸腰筋膜：竖脊肌使脊柱后伸，上部兼有仰头作用。

4) 躯干旋转肌群

躯干旋转肌群主要包括腹外斜肌和腹内斜肌。

5) 头、颈、躯干后伸肌群

包括头长肌、颈长肌、斜角肌、胸锁乳突肌、腹直肌、腹内斜肌、腹外斜肌和腰大肌。

6) 头、颈、躯干后伸肌群

包括枕下肌、横突棘肌和竖脊肌。

2. 运动学概要

1) 颈前屈肌群

(1) 肌力1～3级。

患者体位：侧卧位，头下垫枕头使头部保持水平，肩部放松。

治疗师位置：坐在患者身后，一只手托住患者头部，另一只手固定患者肩部。

方法：1级肌力时，给予助力，帮助患者做颈前屈动作；2～3级肌力时，只固定肩部，不给予颈前屈动作助力。

(2) 肌力4～5级。

患者体位：仰卧位，头下垫枕头使头部保持水平，肩部放松。

治疗师位置：面向患者坐立在床边，一只手固定患者肩部，另一只手置于患者头前额部。

抗阻力方法：抵抗加在头前额部的阻力做颈前屈动作。

2) 颈后伸肌群

(1) 肌力1～3级。

患者体位：侧卧位，头下垫枕头使头部保持水平，肩部放松。

治疗师位置：面向患者坐立，一只手托住患者头部，另一只手固定患者肩部。

方法：1级肌力时，给予助力，帮助患者做颈后伸动作；2～3级肌力时，只固定患者肩部，不给予颈后伸动作助力。

(2) 肌力4～5级。

患者体位：俯卧位，肩部放松。

治疗师位置：面对患者背部站立，一只手固定患者肩部，另一只手放在患者头枕部施加阻力。

抗阻力方法：抵抗加在头后枕部的阻力做颈后伸动作。

3) 躯干前屈肌群

(1) 肌力1～3级。

患者体位：仰卧位，下肢被固定，双上肢置于体侧。

治疗师位置：面向患者坐立，一只手托住患者头部，另一只手固定患者骨盆。

方法：1级肌力时，给予助力，帮助做头、肩抬离床面动作；2～3级肌力时，只帮助固定骨盆，不予头、肩抬离床面动作的助力。

(2) 肌力4～5级。

患者体位：仰卧位，肩部放松。

治疗师位置：面向患者站立，双手固定患者双侧大腿。

方法：患者努力做双手向前平举能坐起和双手抱头能坐起训练。

4) 躯干后伸肌群

(1) 肌力 1～3 级。

患者体位：俯卧位，下肢被固定，双上肢置于体侧。

治疗师位置：立于床边，一只手压在臀部，另一只手托在患者的上胸部。

方法：1 级肌力时，给予助力，帮助做头、胸抬离床面动作；2～3 级肌力时，只帮助压住臀部，不予头、胸抬离床面动作的助力。

(2) 肌力 4～5 级。

患者体位：俯卧位，下肢被固定，双上肢置于体侧，胸部以上在桌缘外。

治疗师位置：立于床边，一只手压在臀部，另一只手放在患者的上背部，施加不同大小的阻力。

方法：能抗较大阻力抬起上身。

5) 躯干旋转肌群

(1) 肌力 1～3 级。

患者体位：坐位，固定骨盆。

治疗师位置：坐在患者身后，双手扶在患者的双肩上。

方法：1 级肌力时，给予助力，帮助做上身向左右旋转动作；2～3 级肌力时，只提供保护防止失衡，不予上身向左右旋转的助力。

(2) 肌力 4～5 级。

患者体位：患者仰卧位，固定下肢，双上肢置于体侧。

治疗师位置：坐在患者身体一侧，双手固定患者的双下肢。

方法：患者努力双手抱头坐起，并向一侧转体，重复进行。

4.3 本 章 小 结

训练前和训练后肌肉的即时变化为疲劳和恢复的过程。训练后肌肉出现疲劳时，肌肉的收缩力量、速度和耐力均明显下降，同时能源物质等也有所消耗。这需要通过一定时间的休息才能使生理功能逐渐恢复，消耗的能源物质得以补充。在恢复到训练前水平后，可出现一个超量恢复阶段，即各项指标继续上升并超过训练前水平。如果下一次肌力训练在前一次训练后的超量恢复阶段内进行，那么就可以该超量恢复阶段的生理生化水平为起点，使超量恢复叠加和巩固起来，实现肌肉形态及功能的逐步发展。

思考练习题

1. 简述肌力的定义。
2. 简述肌肉力量的定义。
3. 简述影响肌力大小的主要因素。

4. 简述肌力减低的常见原因。

5. 简述肌力训练的根本原则。

6. 简述肌力评定分级与分类。

7. 简述肌力康复训练在康复医学中的意义。

8. 肌力康复训练的定义是什么？

9. 主动运动和被动运动指的是什么？

10. 肌力训练中如何选择不同的肌肉收缩形式进行练习？

11. 简述开链运动和闭链运动的区别。

12. 简述常用肌力康复训练的分类及适应症与禁忌症。

13. 肌力训练有哪些注意事项？

14. 举例说明常用的肌力康复训练的具体方法。

15. 举例说明肌力训练在临床中的应用。

16. 试按照肌肉收缩的方式将肌力训练进行分类。

17. 增强上肢肌群肌力训练技术解剖学概要是什么？

18. 增强上肢肌群肌力训练技术运动学概要是什么？

19. 增强下肢肌群肌力训练技术解剖学概要是什么？

20. 增强下肢肌群肌力训练技术运动学概要是什么？

21. 增强头、颈和躯干肌群肌力训练技术解剖学概要是什么？

22. 增强头、颈和躯干肌群肌力训练技术运动学概要是什么？

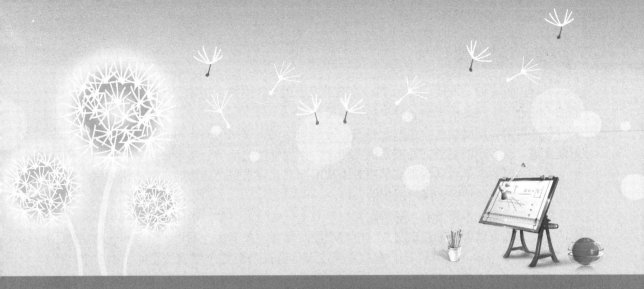

第 5 章　筋膜康复训练

临床上对筋膜进行治疗可取得良好康复效果，筋膜相关疗法逐渐成为焦点。筋膜手法通过释放肌筋膜异常张力以降低疼痛。传统的运动训练强调肌力训练、心肺耐力训练、神经肌肉控制训练。然而，过度地训练会导致筋膜损伤。因此，近年来提出对筋膜加以训练。根据筋膜的特点，实践中对筋膜的干预包括被动的手法治疗和主动的运动训练。

5.1　筋膜康复训练的操作方法

一直以来，"筋膜"是一个广泛使用但又描述不清的解剖名词，导致筋膜领域的临床技术、科研交流较为混乱，引起了关注。因此，2014 年筋膜研究协会成立了筋膜命名委员会来解决这个问题，并于 2015 年举办会议，会议根据研究领域不同，分别从结构层次和功能层次，决定同时使用"筋膜"(fascia)和"筋膜系统"(fascial system)两个名词，并阐述了它们的定义和应用范围。

5.1.1　概述

**筋膜康复训练
概述**

1)　筋膜

用字面的意思解释的话，筋就是我们常说的韧带，膜则是包裹在肌肉外面的那层白色膜状物。对于大众最简单的理解方式来讲，当我们观察一块肉时，我们会观察到上面有很多白色膜状物质，布满整个红色纤维的表面及内部。如果我们可以把红色纤维部分全部去除掉，剩余的白色纤维组织就是筋膜了。

筋膜属于结缔组织，它是由纤维、胶原、水蛋白组成的，形成一个完整的 3D 网络系统，如果我们除去身体上所有其他组织，则只剩下筋膜组织。筋膜结构因为有包裹作用，常被比喻为一个天然的生物塑形衣。

筋膜的特性对于健康来说主要体现在弹性，即弹性好的筋膜能够使器官和组织的功能更好地相适应，僵硬的筋膜则降低了它们的功能(但这里强调筋膜的弹性是相对值，我们追求的不是让筋膜变得更有弹性，而是恢复其原有弹性，人体筋膜都有着自己预设的弹性值，以行使特有的功能)。筋膜还是一个彼此交互的 3D 网络，塑造身体形态，帮助实现功能的"整合"，这是筋膜命名委员会的定义。

长久以来，筋膜被认为主要起包裹、分割和一定支撑结构的作用，但随着筋膜学说的不断发展，很多旧的观点需要被发展及纠正。作为身体的被动容器来讲，筋膜对健康有着更为重要的影响。笔者认为理解筋膜对于从不同方式寻求保持健康的人群非常重要，尤其是饱受疼痛以及其他慢性疾病困扰的人群。

随着筋膜学的不断发展，筋膜定义在学术上一直较为混乱。不同的学者对筋膜有着不同的定义。部分学者将筋膜定义成一个特殊性的器官，关节囊、韧带、肌腱和疏松结缔组织等都被排除于定义之外。基于本书更关注人体内在乃至整个细胞的空间生物力学，因此，对筋膜的定义将更为广泛，本书将筋膜定义为：整体的胶原纤维结缔组织，是全身张力传递的网络基础，是人体内具有张力的连续性纤维网络，从宏观一直延伸至细胞，从浅层皮肤一直延伸至骨骼，它决定了人体在三维空间中所呈现的具体三维立体结构与全身应力分布，影响甚至决定着各个组织的微环境(微空间)，构成了人体空间医学。筋膜强调了结缔组织的整体性，而结缔组织是对筋膜广义上的解释。为方便理解，本书中依然会经常采用大众熟知的"筋膜"一词，但本书中讲的"筋膜"指的是广义上的筋膜，即结缔组织。

2) 结缔组织

结缔组织(connective tissues，CT)是人体组织的四大基本类型之一。人体有四大组织：第一个是上皮组织，它具有保护、吸收、排泄、分泌呼吸的作用；第二个是结缔组织，它具有生物力学支撑、保护、营养修复和信息传输等功能；第三个是肌肉组织，它主要是让人体进行各种运动；第四个就是神经组织，它具有接受刺激、传导冲动和整合信息的功能，有些神经元还有内分泌功能。

其中，结缔组织参与肌体和器官的组成，使组织和器官之间互相连接并提供结构支持。结缔组织的名称就是源于它连接器官和组织的功能的特性。结缔组织在肌体中普遍存在，被视为把人体各个部位连接在一起的"胶水"。结缔组织由三种主要成分构成：细胞、纤维和细胞外基质(ECM)。纤维排列体现了组织的机械属性，细胞外基质使组织具有可塑性和延展性。

结缔组织的结构特点如下。

某些部位的结缔组织排列疏松，细胞种类较多；某些部位的结缔组织绝大部分由纤维构成，而某些部位的结缔组织主要由细胞外基质构成。细胞外基质的黏稠度可变性很大，变化于成人结缔组织中，并在损伤后应答中保留了分化能力。弹性纤维、胶原纤维、细胞外基质这三种主要成分，在身体不同的位置根据功能需求和力学结构需求有着不同的比例，这使得结缔组织在全身不同区域中呈现不同的形态质地，既可以柔软如凝胶，又可以如骨骼般坚硬。比如，肌肉间筋膜层富有更多的细胞外基质，以保证肌肉滑动系统的正常功能；肌腱处为承受更大的张力，胶原纤维的比例比较大，细胞含量则比较少；而脂肪组织中因为细胞的含量较多，使它呈现更为柔软的质地。

(1) 细胞外基质(extracellular matrix)。

结缔组织内的细胞分散存在于细胞外基质内，它们的功能必须借助细胞外基质来传递信息。细胞外基质是指位于细胞外的组成成分和支持组织，它是由细胞分泌的，位于细周围，为组织、器官甚至整个肌体的完整性提供力学支持和物理强度，并对细胞的黏附、迁移、增殖、分化等活动以及胚胎发育等产生影响，是细胞社会属性的体现。

细胞外基质包括纤维和无定形基质。纤维包括胶原纤维、弹性纤维，在不同的结缔组织中有着不同的数量和比例，并形成一个框架，使得细胞可以黏附在上面并在其中移动。这种基质的主要作用在于机械压力的分散，生物力学信号的向细胞内的传递，并为嵌入其中的细胞提供结构上的环境支持。无定形基质主要为组织液(主要由透明质酸构成)，无色透明且有黏性，主要由疏松结缔组织构成，透明质酸属于亲水性分子，在胚胎时期以及快速生长的组织和软骨组织中含量特别丰富，存在于任何修复和再生的部位，为其再生和修复细胞提供养分支持。透明质酸为纤维滑动系统起到了润滑作用，同时，在筋膜之间滑行过程中，富含透明质酸的细胞外基质为筋膜细胞提供代谢环境以及养分支持，促使氧气和营养物质从组织液中扩散至细胞内，以及结缔组织细胞代谢物扩散回组织液，为筋膜细胞社交模式的体现。透明质酸极易改变，当抗原、细菌或其他因素(如机械应力扭曲)作用时，透明质酸首先遭到破坏，细胞外基质会受到刺激导致细胞外基质病变，透明质酸酶活性升高，透明质酸含量减少，pH 降低，或其聚集性状发生改变，凝胶由液态变为固态，黏滞性增强，使得细胞缺乏代谢，从社交模式进入生存模式，浸润在代谢垃圾以及黏滞性增强的透明质酸中的细胞将导致疼痛与炎症。当透明质酸含量增加时，透明质酸与细胞力学受体相结合，以及它与细胞骨架的相互作用，使得细胞再次恢复正常的生理代谢与运行能力。

(2) 胶原纤维(collagenous fiber)。

胶原纤维分布最广，含量最多，而且具有韧性好、抗拉力强、可塑性强等特性，它是传递生物力学信号的主要载体。胶原纤维是由成纤维细胞合成，不同部位的筋膜组织的胶原蛋白分子类型不同，并根据机械力学负荷走行方向进行排列，形成网状结构、纤维丝、纤维束等不同结构。在病理情况下，由于基质密度的改变，胶原纤维彼此靠近，形成病理性的结构连接，这将阻碍正常胶原蛋白网络的形成，并影响正常的生物力学信号传递。胶原纤维受到机械应力负荷的强力影响，如创伤后过度固定的姿势会导致胶原纤维的分泌与排列变得没有规律，这会导致运动受限，恢复时间延长。研究显示，对筋膜组织的应力刺激能对筋膜及附近乃至整个身体产生明显的影响，使其产生各种变化。错误的变化在影响停止后仍然能保持一周，正确的干预则会产生持久的效果。这些研究使得我们需要重新审视物理治疗方式，对物理治疗的精确性也提出了更高的要求。

(3) 弹性纤维(elastic fiber)。

弹性纤维呈细丝状，分支交织成网，由弹性蛋白(elastin)和微原纤维(microfibril)束组成，比胶原纤维更细，具有良好的弹性，使筋膜组织具备伸展的能力。弹性纤维与胶原纤维相交织，保证筋膜具备伸展的能力，同时限制其过度伸展，防止组织撕裂。当组织过度伸展时，会引发疼痛信号与炎症反应。弹性蛋白由一种具备不稳定分子螺旋结构的多肽构成，导致它可以随意卷曲。卷曲的弹性蛋白分子可以被拉伸，并且当这种拉伸的应力撤回时，分子又弹回原来的状态。弹性纤维的特质也塑造出了筋膜的延展性特质。弹性纤维的缺乏影响了组织框架结构机械性能，组织间的流体力学改变影响了组织细胞的营养传输，导致了组织老化的发生。

在人体进化的过程中，人体全身的结缔组织构成人体的软性支架，其他器官系统的功能细胞以该支架为基础发挥正常功能，功能细胞的功能活动和生命活动(细胞更新)由支持系统提供支持(营养)和储备(干细胞)。人体全身的结缔组织构成肌体的纤维框架结构，形成有别于现有功能系统的新的功能。同时，结缔组织构成的人体纤维框架，是力学信号从空间宏观力学到微观力学的桥梁，细胞分化、行为、功能都受到力学信号的影响，结缔组织对力学信号的传递有着重要影响。这就解释了为什么结缔组织相比其他组织对空间力学的影响更为重要和直接。

3) 结缔组织内的细胞

人体是由细胞组成的，人体的功能也依赖于细胞的功能，因此，要理解结缔组织的功能，首先我们要知道结缔组织内都包含哪些细胞。结缔组织内的细胞主要包括成纤维细胞、巨噬细胞、肥大细胞、浆细胞、脂肪细胞和未分化的间充质细胞以及尚可见从血液中游走出的白细胞，如中性粒细胞、嗜酸性粒细胞、淋巴细胞等。

(1) 成纤维细胞(fibroblasts)。

结缔组织中最主要的细胞类型是成纤维细胞。在结缔组织中，成纤维细胞还以其成熟状态——纤维细胞(fibrocyte)的形式存在，二者在一定条件下可以互相转化。成纤维细胞是筋膜组织中数量最多的细胞。成纤维细胞生成胶原纤维、弹性纤维并分泌细胞间基质，构成筋膜组织的纤维、基质蛋白等成分，是结缔组织中最重要的细胞。纤维细胞是机能不活跃的成纤维细胞。纤维细胞和成纤维细胞是处于不同功能状态的同一种细胞，如在组织损伤后的修复过程中，纤维细胞可转化为功能活跃的成纤维细胞。纤维细胞体积较小，呈多角形，胞质较少，弱嗜酸性，胞核亦较小，染色较深。在电子显微镜下，纤维细胞的粗面内质网较少，高尔基复合体不发达。相比之下，成纤维细胞较大，呈星形或梭形，有凸起，细胞核呈卵圆形，染色质稀疏，染色淡，核仁明显，胞质较多。成纤维细胞能合成和分泌胶原蛋白、弹性蛋白和蛋白多糖，形成胶原纤维、弹性纤维和网状纤维以及基质成分。不同类型的结缔组织含有的成纤维细胞数量不同，通常致密结缔组织中成纤维细胞的数量比同样体积的疏松结缔组织要多。

成纤维细胞的增殖与机械应力结构有着密切的关系。在剧烈的运动后，局部的胶原蛋白几乎可以增殖100%，72h后影响仍然显著。机械负荷强烈地影响成纤维细胞的活性以及胶原纤维的沉积。在强烈的机械应力(如剧烈运动、训练，长期固定的姿势、物理治疗手法)作用下，初期胶原蛋白处于净消耗状态。当这种应力持续存在时，结缔组织会进行适应性调整，导致胶原纤维逐渐出现净增长。

成纤维细胞在创伤愈合过程中也发挥着重要的作用。当创伤发生于结缔组织和血管后，生长因子会刺激成纤维细胞聚集在伤口处，并分泌新的胶原蛋白，协助组织重构。疤痕是成纤维细胞由于组织修复过程中过多的成纤维细胞与不足且密度改变的基质之间的矛盾，导致胶原蛋白细胞凋亡，过多的纤维以及代谢沉积物的过度堆积所导致。成纤维细胞的过度刺激是人体结构改变及运动功能问题反复发生的根源。

成纤维细胞是整个身体包括所有细胞力学信号通信网络的重要载体，伴生于外部或内部的作用在身体上的各种机械应力，并将这种应力通过细胞骨架以一种信息指令的形式向细胞传递。

(2) 巨噬细胞(macrophages)。

巨噬细胞最主要的功能是吞噬作用，并具有抗原提呈作用。所谓的抗原提呈(antigen presenting；antigen presentation)是指抗原被抗原提呈细胞(如 Mφ、DC 等)摄取并加工，然后以免疫性肽的形式呈现于提呈细胞表面，最终被免疫活性细胞识别的过程。显然，抗原提呈过程是免疫反应的起始阶段，它触发免疫应答过程。此外，巨噬细胞分泌多种生物活性因子，如溶菌酶(lysozyme)、肿瘤坏死因子(tumor necrotic factor)、补体(complement)、干扰素(interferon)、白细胞介素-1(interleukin-1)等，这些因子参与免疫反应，在炎症反应中扮演着主要角色。

(3) 肥大细胞(mast cells)。

肥大细胞来源于骨髓中的多能干细胞，广泛分布于皮肤和内脏黏膜下的微血管周围。它们具有弱吞噬作用，胞质内充满粗大的嗜碱性颗粒。这些颗粒内有组胺(histamine)、肝素(heparin)和嗜酸性粒细胞趋化因子(ECF-A)等物质，基质内含有白三烯(leukotriene)。这些物质参与过敏反应的发生。当物理损伤、化学因素、内源性介质以及一些特殊的免疫学机制导致肥大细胞损伤时，肥大细胞会释放颗粒内容物，引发过敏现象。另外，肥大细胞还分泌白细胞介素、肿瘤坏死因子等免疫调节因子。

(4) 浆细胞(plasma cells)。

浆细胞由 B 淋巴细胞经抗原刺激转化而来，可以产生抗体(antibody)，即免疫球蛋白(immunoglobulin)，参与体液免疫反应，在免疫系统中扮演重要角色。

(5) 未分化的间充质细胞(undifferentiated mesenchymal cells)。

身体内的间充质细胞，为一种成体干细胞，特定条件下可分化为结缔组织内的各种细胞，如成纤维细胞、平滑肌细胞、内皮细胞、软骨细胞、骨细胞等。它是软组织自愈的关键因素。

(6) 脂肪细胞。

脂肪是构成身体细胞的重要成分之一，以甘油三酯的形式储存在体内，其主要功能在于：储存能量并供给人体热量，调节生理机能、调节体温，溶解营养素。脂肪还有保护内脏器官、滋润皮肤，保持皮肤弹性和防震的作用。

(7) 中性粒细胞(neutrophils)。

该细胞原存在于血液中，特定情况下可经变形穿越血管壁被趋化到筋膜组织中。消化分解吞噬异物；浅粉红色的为特殊颗粒，内含碱性磷酸酶、吞噬素、溶菌酶等，有杀菌、溶菌等作用。该细胞有活跃的变形运动和吞噬功能，在体内起着重要的防御作用。

(8) 嗜酸性粒细胞(acidophils)。

该细胞原存在于血液中，特定情况下可经变形穿越血管壁被趋化到筋膜组织中。它具有抗过敏反应的能力，酸性磷酸酶和过氧化物酶可消化分解吞噬的异物(如寄生虫)，具有抗寄生虫作用。

(9) 淋巴细胞(lymphocytes)。

淋巴细胞以弥散淋巴组织或淋巴小结两种形式常驻于筋膜组织中，与巨噬细胞或抗原提呈细胞一起构成我们肌体的特异性免疫防御系统。淋巴细胞分为 T 细胞、B 细胞和 NK 细胞三类。T 细胞通过释放淋巴因子引发细胞免疫反应，如移植物排斥、抗肿瘤等；B 细胞通过释放抗体引发体液免疫反应；NK 细胞即自然杀伤细胞，无须抗体便可直接杀伤病毒感染细胞和肿瘤细胞。筋膜内的细胞分散存在于细胞外基质内，它们的功能必须借助细胞外基质来传递信息。

我们不难发现，筋膜简直是人体细胞的储藏库，里面充满了与人体健康以及免疫系统息息相关的各种免疫细胞，以及与人体组织修复与再生的各种干细胞。筋膜远非过去人们所认为的那样，仅仅是一种简单的分隔膜。

5.1.2 筋膜与人体组织修复、再生

人体各个器官的功能是建立在功能细胞的专能特化基础上的，这种专能特化细胞具有功能上的专一性和生命周期的短暂性，而且越是功能专一而强力与恶劣环境中的有害物质接触的细胞，其生命周期越短，如消化道的上皮细胞(生命周期为 3～5d)、皮肤上皮细胞(生命周期为 15～30d)、肝细胞(生命周期为 6～7d)。同时，那些在较为稳定和优越的环境中生存的功能细胞，其生命周期相对长，如骨细胞(生命周期为 3m)、红细胞(生命周期为 120d)。肌细胞和周围神经细胞的周期则更长，中枢神经细胞过去甚至认为可伴随人的一生。而实际上的情况是，我们人体的每一种功能细胞都不可能伴随我们一生，它们每时每刻都在进行更新。从这个意义上讲，我们的身体每天都是新的，就像我们购买的一辆新车，在使用的过程中要不断地进行维修保养和零部件更换，而我们的肌体在进化的过程中形成了这种自我更新的机制，这就是我们现在所提出的以结缔组织为基础的支持与储备系统(筋膜学)的意义。

近些年，再生医学不断地进步，对于人体再生机制的研究成果也不断刷新着人们的认知。其中，不少内容早已经为科技界所认同。例如，起源于中胚层的各种功能细胞的再生，包括骨细胞、血细胞、周围神经细胞；有些细胞的再生能力逐渐被发现，如骨骼肌细胞、心肌细胞(肌肉干细胞的研究)；有些细胞的再生能力还存在争议，如中枢神经细胞(近期有室管膜细胞可分化为中枢神经细胞的报道)，但过去的观点认为中枢神经细胞是不能再生的。

在发育生物学领域过去还有关于细胞不能跨胚层分化的结论，但这种观念近些年已经逐步发生了改观，科学家们从更新代谢最为活跃的小肠上皮和表皮的更新中观察到，在上皮的基底部有分化能力的细胞，我们称之为定向干细胞，因为它们只能向特定的上皮细胞分化，但这些定向干细胞又是从何而来的呢？传统的观点认为它们是在胚胎发育的过程中保留下来的，但从细胞分化的潜力来看，单纯的定向干细胞不可能足够维持细胞的快速更新，必须有更加稳定的细胞源维持定向干细胞的数量和质量，这里就出现了从中胚层源结缔组织中的干细胞向内胚层和外胚层转移分化为定向干细胞的必然性，生物学家、科学家们转而把目光锁定在结缔组织中，并发现了更多有关细胞再生的秘密。人体器官如图 5-1 所示。过去关于中枢神经细胞一旦损伤不可再生的观念也在改变，人体细胞的再生是人体损伤乃至疾病痊愈的关键前提条件，而结缔组织是人体再生系统中重要的储备系统。对于结缔组织和人体组织再生机制的认知无疑给人们带来了更多的希望，让我们对人体疾病的恢复、各种损伤组织的再生变得更为乐观。

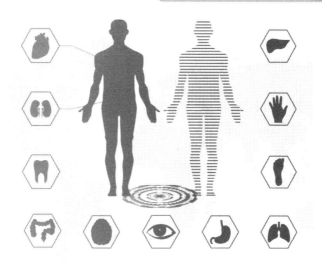

图 5-1　人体器官

5.1.3　注意事项

1. FTT 值与 PT 值

人体内不同部位的结缔组织主要由胶原纤维和弹性纤维构成，它们以不同的比例、密度、数量和形态形成结缔组织的结构和组织学差异。这些差异使得不同部位的结缔组织展现出不同的弹力系数和可伸缩范围。MNT 技术将单位筋膜纤维能承受的最大牵拉张力值，即结缔组织纤维的形变能力范围，称为筋膜张力阈值(Fascial Tension Threshold，FTT 值)。而引发疼痛信号发生的特殊临界值被称为疼痛阈值(Pain Threshold，PT 值)。一般而言，筋膜纤维的形变能力越大，其 FTT 值越高；形变能力越弱，FTT 值越低。随着结缔组织从皮肤向深处延伸至软骨、骨骼，其弹性逐渐降低，疼痛信号的强烈程度与结缔组织纤维的张力阈值密切相关。在非创伤性情况下，如发生炎症肿胀时，皮肤和脂肪层的结缔组织纤维由于弹性较大，FTT 值较高，一般性的炎症和肿胀很少能直接触发疼痛信号，即便产生也相对轻微，患者较易忍受。而深筋膜发生炎症、肿胀时产生的疼痛感较为强烈，患者通常会感到较为痛苦。至于软骨、骨骼、牙髓等部位，由于弹性极差，FTT 值更低，轻微的炎症和肿胀就会导致剧烈的疼痛，患者往往难以忍受。

2. 机械应力导致疼痛的原因

在机械应力作用下，筋膜纤维若在其筋膜张力阈值(FTT)范围内超出疼痛阈值(PT)范围，便会触发疼痛信号。FTT 值和 PT 值均非恒定不变，它们受到多种因素的影响，包括物理因素(如气候温度、湿度、含氧量变化)、化学因素(如药物使用、激素变化)、个体的健康状况、营养状况、心理状态以及发育阶段的不同。这些因素的综合作用导致了疼痛的多样性和复杂性。例如，痛经可能反映了激素紊乱下 PT 值的变化；情绪低落时疼痛的发作说明心理状态可以影响 PT 阈值(如多巴胺、内啡肽的分泌)。外源性药物(如吗啡)可以通过改变 PT 值来缓解疼痛。同时，紧张、激动、愤怒等负面情绪可能使筋膜变得更僵硬，纤维弹性降低，导致 FTT 值降低。温度变化也会影响筋膜的 FTT 值，例如，温度升高可能加速血液循环，提高结缔组织对弹性纤维的营养供给，使结缔组织变得更柔软、更有弹性，从而提高 FTT 值并缓解疼痛。然而，随着体温恢复正常，这种效果是短暂的。寒冷天气或湿度变化也可能导致 FTT 值降低，引发疼痛。

在非感染、非创伤的情况下，极端的机械应力是结缔组织产生疼痛的主要原因之一。当强度过大的机械应力，如牵拉应力和压应力作用于结缔组织时，例如超出人体运动负荷的重量或对关节的过度牵拉，结缔组织纤维可能因过度牵拉超过自身承受极限，筋膜形变超过 PT 值而触发疼痛信号。结缔组织的粘连、致密化、纤维化、疤痕等因素可能导致纤维分裂受阻，或在受到牵张应力时无法聚集更多纤维来分散应力，从而导致整体筋膜 FTT 值降低。这可能引起部分纤维出现代偿性形变过大，超过 PT 值，触发筋膜中的伤害性感受器游离神经末梢，引发疼痛信号。这种情况常表现为特定动作活动受限或疼痛加剧，这是由特定动作中结缔组织纤维在其特定运动方向上的病理学情况所决定的。

5.2 筋膜康复训练的应用

筋膜康复训练的应用

本节介绍筋膜康复训练的应用，主要包括前表线、后表线、体侧线、螺旋线、前深线、手臂线等的训练方法。

5.2.1 前表线

前表线(The Superficial Front Line，SFL)连接人体的整个前表面，下起自足背，上至头颅的两侧，可分为脚趾到骨盆和骨盆到头颅两部分。前表线如图 5-2 所示。

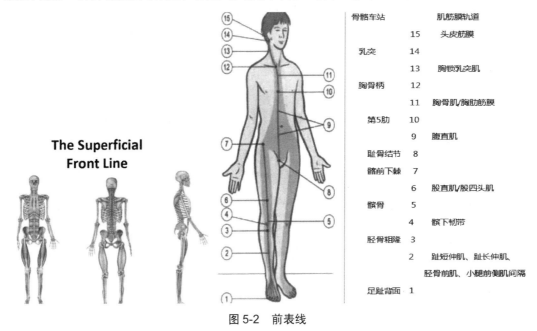

The Superficial Front Line

骨骼车站		肌筋膜轨道
	15	头皮筋膜
乳突	14	
	13	胸锁乳突肌
胸骨柄	12	
	11	胸骨肌/胸肋筋膜
第5肋	10	
	9	腹直肌
耻骨结节	8	
髂前下棘	7	
	6	股直肌/股四头肌
髌骨	5	
	4	髌下韧带
胫骨粗隆	3	
	2	趾短伸肌、趾长伸肌、胫骨前肌、小腿前侧肌间隔
足趾背面	1	

图 5-2 前表线

在髋关节处于伸展位时，如站立，这两部分会作为一个连续的筋膜协同作用。

1. 手法部位：伸肌支持带

患者体位：仰卧位，小腿露出床面。

操作程序：治疗师双手半握拳放在足背上，肘关节伸直，利用身体重量，双手往上推，患者配合缓慢做踝关节背伸—跖屈，如图 5-3 所示。

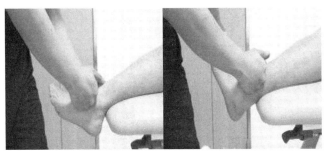

图 5-3　伸肌支持带

2. 手法部位：胫前肌

患者体位：仰卧位，小腿露出床面。

操作程序：治疗师双手半握拳，两拳面构成三角形，放在足背上，肘关节伸直，利用身体重量，沿着胫前肌双手往上推，推至胫骨粗隆处两手分开，患者配合缓慢做踝关节背伸—跖屈，如图 5-4 所示。

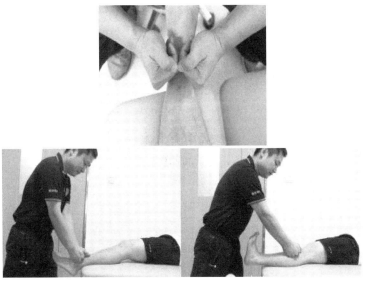

图 5-4　胫前肌

3. 手法部位：胸锁乳突肌

患者体位：仰卧位，头转向健侧。

操作程序：治疗师一只手固定患者头部，另一只手半握拳，放在胸锁关节处，肘关节伸直，沿着胸锁乳突肌往上推，推至乳突上方的头皮筋膜，如图 5-5 所示。

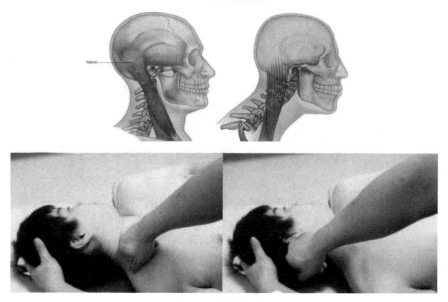

图 5-5 胸锁乳突肌

5.2.2 后表线

后表线(SBL)连接、保护人整个身体的后表面，就像一个从脚底到头顶的盔甲一样保护着人体。后表线可分为脚趾—膝盖，以及膝盖至头两个部分，如图 5-6 所示。

1. 手法部位：跟腱

患者体位：俯卧位，双脚露出床面。

操作程序：治疗师双手食指第二指骨面分别置于跟腱的两侧并挤压跟腱向下滑动，如图 5-7 所示。

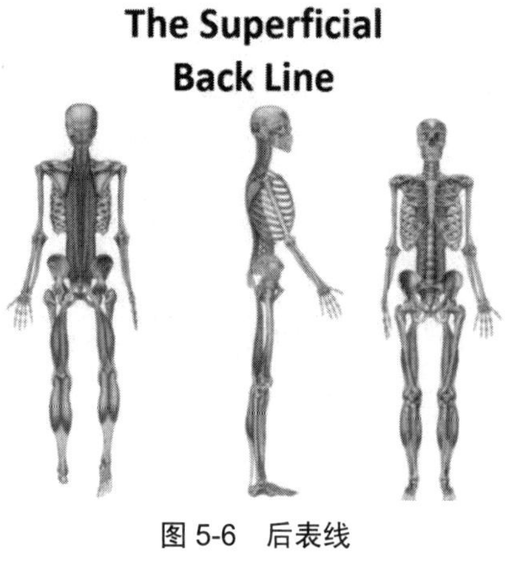

**The Superficial
Back Line**

图 5-6 后表线

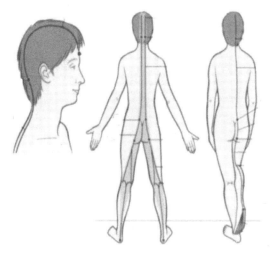

图 5-6 后表线(续)

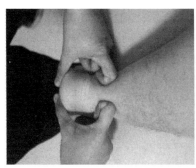
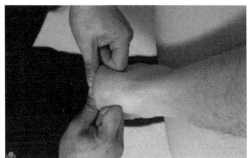

图 5-7 跟腱

2. 手法部位：腓肠肌

患者评估：站立位，观察患者双脚有无扁平足、高弓足。

患者体位：俯卧位，双脚露出床面。

操作程序：治疗师双手半握拳放在腓肠肌处，肘关节伸直，同时身体往下压，患者配合做踝关节的跖屈和背屈的同时，治疗师双手沿腓肠肌下滑，如图 5-8 所示。

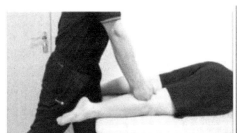
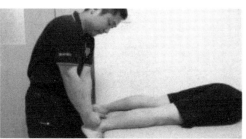

图 5-8 腓肠肌

3. 手法部位：腘绳肌

患者体位：俯卧位，屈膝 90°。

操作程序：治疗师操作手的四肢指尖放在腘绳肌内外侧头之间，患者配合做膝关节内外旋的同时，治疗师的操作手的指尖做滑动，如图5-9所示。

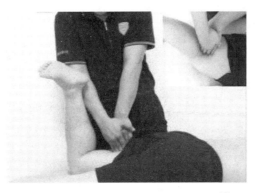
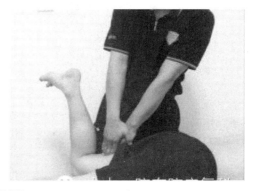

图 5-9　腘绳肌

4. 手法部位：竖脊肌

患者评估：坐位，嘱患者先低头，然后依次屈曲颈段、胸段以及腰骶部脊柱，观察各段有无活动受限。

患者体位：坐位，双脚踩地。

操作程序：治疗师位于患者背后，患者配合使脊柱一节一节地屈曲，治疗师同时使双肘从上往下滑；操作结束后，治疗师的操作手从下往上提醒患者一节一节地伸展脊柱，如图 5-10 所示。

5. 手法部位：枕脊

患者体位：仰卧位。

操作程序：治疗师双手指屈曲，双手并拢，双手指尖置于枕骨粗隆下缘，嘱患者全身放松并将头自然放在治疗师的指尖；然后双手指尖沿着颈椎从下往上滑动，如图5-11所示。

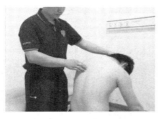
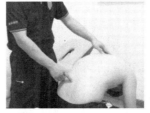
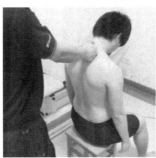
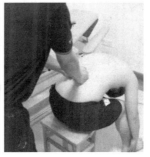

图 5-10　竖脊肌

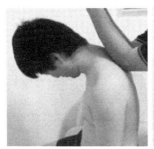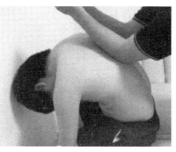

图 5-10 竖脊肌(续)

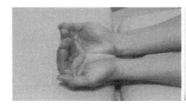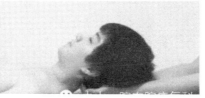

图 5-11 枕脊

5.2.3 体侧线(侧线)

体侧线位于身体两侧，起自足内侧与外侧的中点，从踝外侧上行，经小腿和大腿的外侧面，以"鞋带交叉"方式上至躯干，由肩部下方上行至头颅的耳部区域。它的功能是调整身体前后和左右的平衡，同时它还能对其他表层线(前表线、后表线、所有手臂线、螺旋线)之间的力量进行调节，如图 5-12 所示。

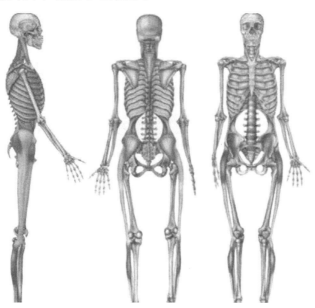

图 5-12 体侧线(侧线)

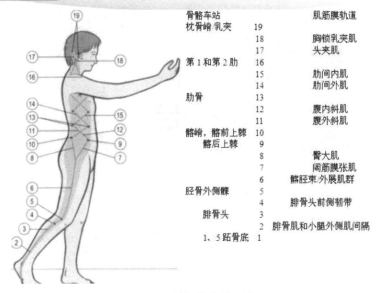

骨骼车站		肌筋膜轨道
枕骨嵴;乳突	19	
	18	胸锁乳突肌
	17	头夹肌
第1和第2肋	16	
	15	肋间内肌
	14	肋间外肌
肋骨	13	
	12	腹内斜肌
	11	腹外斜肌
髂嵴, 髂前上棘	10	
髂后上棘	9	
	8	臀大肌
	7	阔筋膜张肌
	6	髂胫束 外展肌群
胫骨外侧髁	5	
	4	腓骨头前侧韧带
腓骨头	3	
	2	腓骨肌和小腿外侧肌间隔
1、5跖骨底	1	

图 5-12　体侧线(侧线)(续)

1. 手法部位：腓骨肌

患者评估：评估内侧和外侧足弓是否平衡。

治疗师：按照身体解读的结果把组织延长或分散开。

患者体位：侧躺，脚露出床沿外侧，做足跖屈、足背屈的动作。

注意事项：接受治疗腿下方放一个枕头，与比目鱼肌做好区分，如图5-13所示。

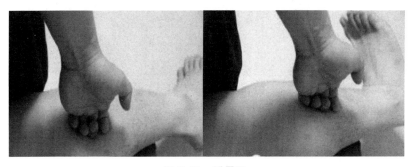

图 5-13　腓骨肌

2. 手法部位：臀小肌

患者体位：侧卧位，屈膝、屈髋。

定位：髂嵴与大转子连线中点。

操作程序：治疗师一只手抱住上侧腿，同时做髋外展/内收，患者上侧腿完全放松于治疗师手臂上。治疗师另一只肘关节抵住定位点，缓慢下压，如图5-14所示。

3. 手法部位：阔筋膜张肌、臀中肌、臀大肌

患者体位：侧卧位。

操作程序：治疗师用肘关节抵住各部位肌肉，缓慢下压，患者膝关节伸直，同时做髋关节内旋、外旋，如图5-15所示。

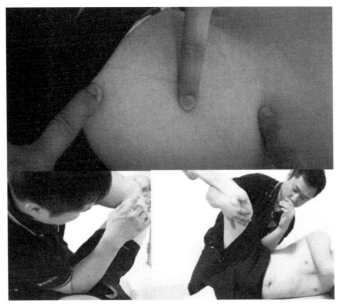

图 5-14　臀小肌

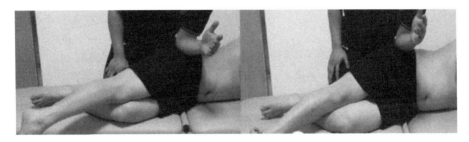

图 5-15　阔筋膜张肌、臀中肌、臀大肌

4. 手法部位：腹内外斜肌

患者体位：侧卧位。

操作程序：治疗师双手手指并拢，从髂嵴上缘插入深处，往两端拉松髂嵴下方筋膜，如图 5-16 所示。

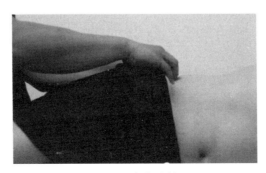

图 5-16　腹内外斜肌

患者评估：胸廓侧下方肋骨有没有更加靠近骨盆后侧(重点在腹内斜肌)；胸廓侧下方肋骨有没有向前方移动(重点在腹外斜肌)。

患者体位：侧卧位。

操作程序：治疗师双手半握拳，按压住髂嵴位置的组织，手肘下压，完成下压上挑弧线动作，上挑时要把组织向着肋骨的方向带起来，注意浮肋顶端的位置。患者同时做肩内收与外展动作，身体随之摆动，如图 5-17 所示。

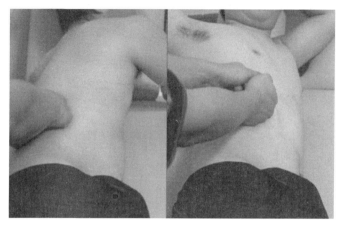

图 5-17　腹内外斜肌

5. 手法部位：上斜方肌

患者体位：侧卧位，肩关节内旋。

操作程序：治疗师半握拳推压斜方肌上侧，向下压向上挑，注意不要压到动脉和气管，如图 5-18 所示。

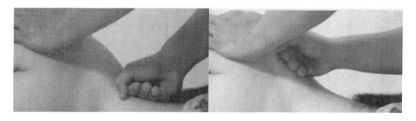

图 5-18　上斜方肌

6. 手法部位：腰方肌

腰方肌是前深线的一部分，但常在体侧线上发现问题，故在此介绍。

方法一

患者体位：侧卧位，屈髋、屈膝。

操作程序：治疗师先找出患者体中线，一只手稳定患者腰部，另一只手掌伸直，用指尖从髂嵴和体中线交界处向后方插入，令患者在屈髋位下做骨盆下沉—上提的动作，如图 5-19 所示。

方法二

患者体位：侧卧位，屈髋、屈膝。

操作程序：治疗师坐在患者骨盆后方，稳定骨盆，先触诊找到第 12 肋，然后双手掌伸直重叠，从第 12 肋下缘往下插往上挑，如图 5-20 所示。

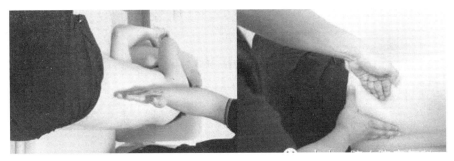

图 5-19　腰方肌

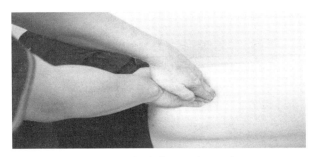

图 5-20　侧卧位，屈髋、屈膝

方法三

患者体位：端坐位，双足平放在地面上。

操作程序：治疗师双手掌伸直从侧边插入两侧腰方肌，令患者左右侧屈躯干，如图 5-21 所示。

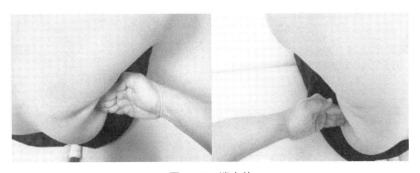

图 5-21　端坐位

5.2.4　螺旋线(旋线)

螺旋线以螺旋的方式围绕身体，将颅骨的一侧连接到对侧肩膀，接着向下连接到同侧髋的前方，再到膝，然后绕过足弓，从身体的背侧向上直到与颅骨的筋膜重合，如图 5-22 所示。

1. 静态身体旋转评估

患者体位：站立位，双足跟并拢。

治疗师：双手拇指放置于患者髂后上棘处，目测双拇指连线与双足跟连线是否平行，如图 5-23 所示。

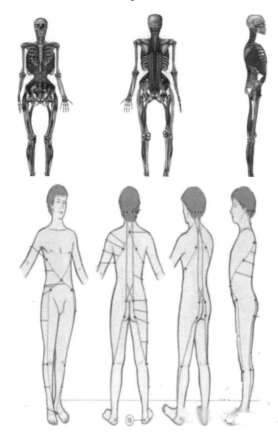

图 5-22　螺旋线(旋线)

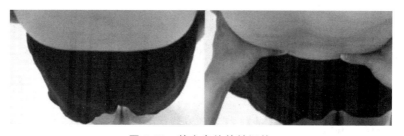

图 5-23　静态身体旋转评估

2. 动态身体旋转评估

患者体位：站立位，双足跟并拢。

治疗师：双手拇指放置于患者髂后上棘处，令患者躯干分别向左/右旋转。

注意事项：观察患者旋转时脊柱旋转的灵活性，并保持患者骨盆及下肢稳定，如图 5-24 所示。

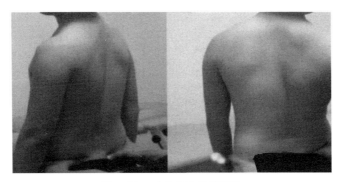

图 5-24　动态身体旋转评估

3. 手法部位：大小菱形肌

患者体位：坐位，双脚置于地面。

操作程序：治疗师用双肘放于患者肩胛内缘，利用身体重量，沿肩胛内缘向下推，并伴随患者内收/外展肩关节，如图 5-25 所示。

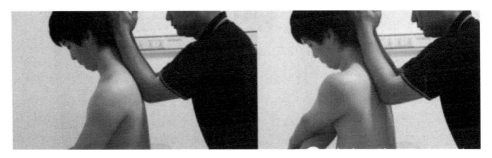

图 5-25　大小菱形肌

4. 手法部位：前锯肌

患者体位：坐位，双脚置于地面。

操作程序：治疗师按体表标志定位前锯肌，用指间关节沿肩胛下缘向脊柱方向推，并伴随患者挺胸动作，如图 5-26 所示。

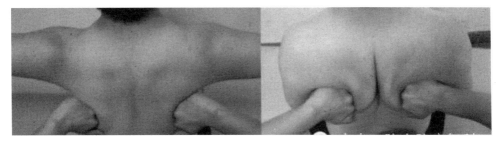

图 5-26　前锯肌

5. 治疗部位：螺旋线下肢前侧线

螺旋线下肢前侧线如图 5-27 所示。

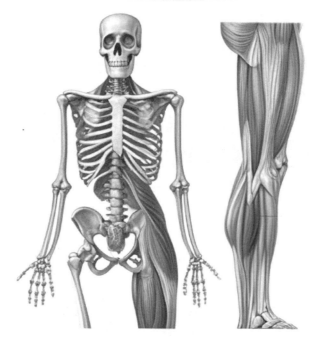

图 5-27　螺旋线下肢前侧线

患者评估：双脚与髋同宽，平行向前，做下蹲动作，观察患者膝关节下降轨迹是否沿着第二趾垂直线，如图 5-28 所示。

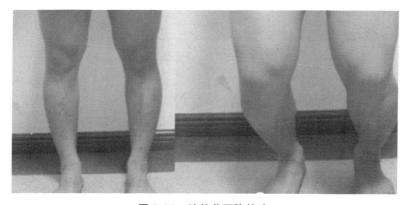

图 5-28　膝关节下降轨迹

治疗师：如果出现膝关节内旋(以图 5-29 左膝为例)，治疗师双脚踩在患者足背，固定，双手环握患者膝关节(髌骨上缘)，徒手纠正患者下蹲时膝关节移动的轨迹，如图 5-29 所示。

注意事项：患者无论屈/伸膝关节，都需持续用力。

6. 治疗部位：螺旋线下肢后侧线(股二头肌短头)

患者体位：侧卧位。

操作程序：治疗师的四指置于股二头肌短头，患者配合做伸/屈膝关节运动，如图 5-30 所示。

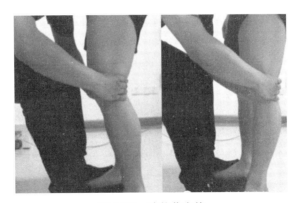

图 5-29　膝关节内旋

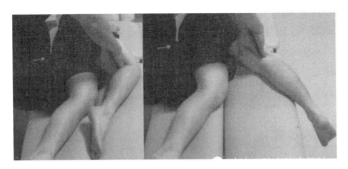

图 5-30　螺旋线下肢后侧线

5.2.5　前深线

前深线对身体的支撑功能极为重要：支撑足内侧弓，稳定下肢各个部分，对腰椎提供前方支撑，呼吸过程稳定胸腔，维系颈部与头部的力学平衡，如图 5-31 所示。

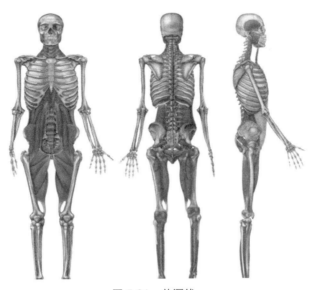

图 5-31　前深线

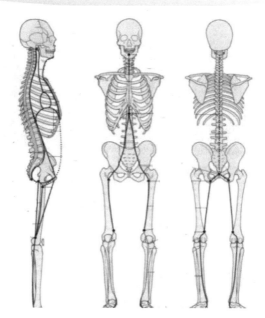

图 5-31 前深线(续)

1. 胫骨后肌处筋膜松解

患者体位：仰卧位。

评估：足有无内/外翻。

治疗：小腿中下 1/2 处，双手四指相对，内侧手沿胫骨后缘插入，外侧手从比目鱼肌和腓骨肌间插入，相互透力，嘱患者踝背伸/跖屈，双手随之上下滑动分离。若足内翻，内侧手向下滑，外侧手向上交错；若足外翻，则内侧向上，外侧向下，如图 5-32 所示。

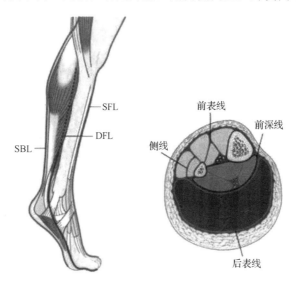

图 5-32 胫骨后肌处筋膜松解

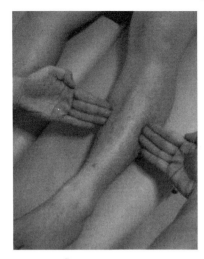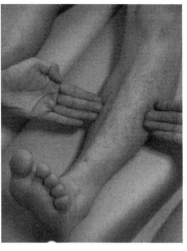

图 5-32　胫骨后肌处筋膜松解(续)

2. 髂腰肌会合处松解

患者体位：仰卧屈髋、屈膝位。

评估：骨盆有无前/后倾。

治疗：手指从髂前上棘沿骨盆曲线进入直到指尖碰到髂肌，向内经过髂肌与腰大肌之间的筋膜位置，嘱患者屈髋感受腰大肌收缩，向内触及腰肌内侧(处理骨盆前倾，若骨盆后倾则停留在外侧)。患者可以足跟发力，做骨盆后倾动作，重复 3 次；还可让患者呼气，同侧腿沿床面伸直，吸气屈曲，重复 3 次，如图 5-33 所示。

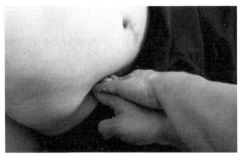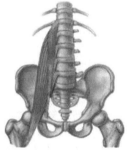

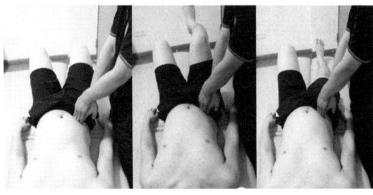

图 5-33　髂腰肌会合处松解

3. 膈肌松解，促进呼吸功能

患者体位：仰卧位。

评估：吸气呼气膈肌活动情况。

治疗：

(1) 掌心向上，手指沿肋弓下插入保持，呼气末时，另一只手将肋骨平行向下推，吸气时保持，呼气时上方手加力，重复3次，如图5-34所示。

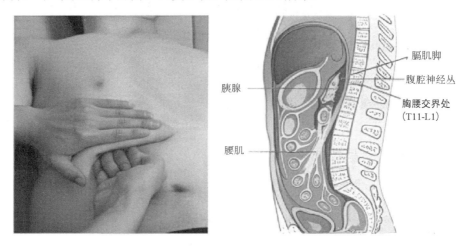

膈肌脚
腹腔神经丛
胸腰交界处
（T11-L1）
胰腺
腰肌

图 5-34 膈肌松解一

(2) 治疗师一只手小鱼际置于喙突，另一只手在身体侧 T5-6 处，呼气时依次是上方手先向足侧推—下方手向中心推胸廓—下方手掌根部向足侧转动；吸气时依次返回，如图 5-35 所示。

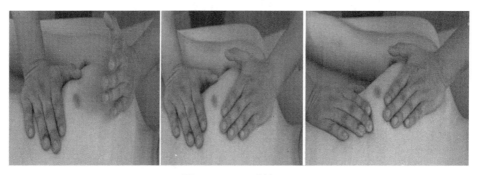

图 5-35 膈肌松解二

4. 头长肌、颈长肌松解

患者体位：仰卧屈髋、屈膝位。

评估：有无头前伸。

治疗：治疗师位于患者头侧，将双手指尖置于胸锁乳突肌后缘，也就是斜角肌前缘与胸锁乳突肌后缘的颈三角中，小心抬起胸锁乳突肌，可触摸到 motor cylinder 的筋膜，沿着斜角肌的筋膜往前滑，直到触碰到颈椎的横突。记住不要施加压力，必须缓慢进行，若有臂丛神经刺激症状及脸色产生变化就必须停止；嘱患者轻轻抬起头部拉直颈椎，然后放平，感受手指张力变化；将手指顺着颈椎向下，保持位置，患者足跟用力，头略向上顶，重复 3 次，如图 5-36 所示。

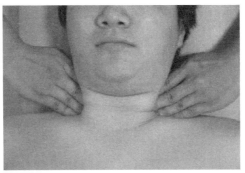

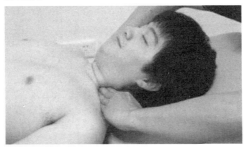

图 5-36   头长肌、颈长肌松解

5.2.6   功能线

前后功能线的评估与练习，如图 5-37 所示。

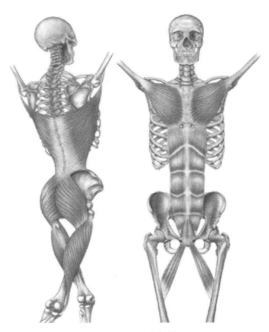

图 5-37   功能线

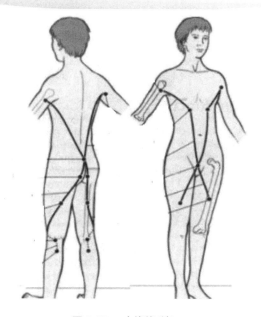

图 5-37　功能线(续)

患者体位：俯卧位。

评估：治疗师一只手置于肱骨远端，另一只手置于对侧下肢股骨远端，嘱患者上下肢同时后伸，观察患者上下肢是否同时发力及动作协调性。

练习：起始姿势同评估体位，用手引导患者同时发力或先刺激滞后发力肢体，注意观察动作质量，并逐渐增加阻力，如图 5-38 所示。

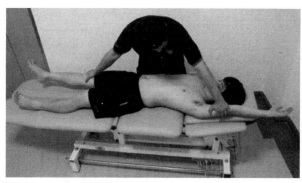

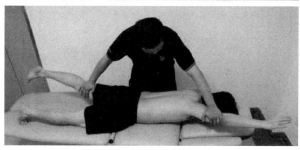

图 5-38　前后功能线的评估与练习

5.2.7　手臂线

肘关节的位置会影响中背部，同样，肩关节的位置影响肋骨、颈部及其他相关区域。反过来，躯干也会影响手臂的灵活性和有效性。在日常生活中，手眼紧密协作，通过手臂线跨越多个关节完成各种工作，如图 5-39 所示。

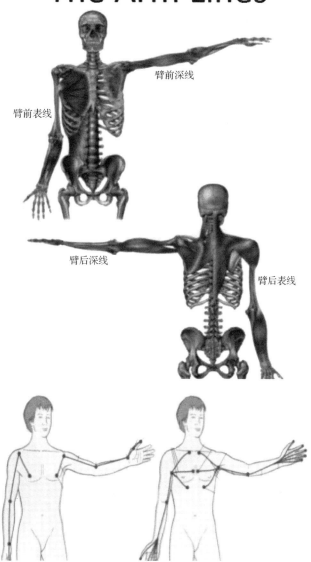

图 5-39　手臂线

1. 前臂线

1)　胸小肌筋膜松解

患者体位：仰卧位。

评估：患者有无圆肩及肩胛骨高度不一致。

治疗：患者治疗侧肩关节外旋外展位，放在床上。治疗师将手沿胸壁触到胸小肌，另一侧手按住触及的肌肉，患者配合做肩胛骨内收动作，如图 5-40 所示。

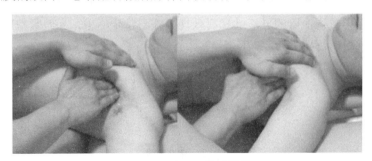

图 5-40　胸小肌筋膜松解

2)　锁骨下肌筋膜松解

患者体位：仰卧位。

评估：患者做肩水平外展时观察胸锁关节是否活动受限。

治疗：治疗师一只手握住患者治疗侧上臂，另一只手四指沿锁骨下缘触及锁骨下肌，患者配合做肩关节内收/外展动作，如图 5-41 所示。

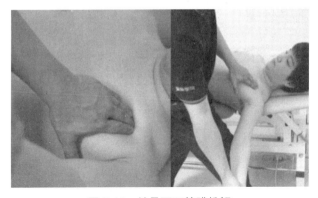

图 5-41　锁骨下肌筋膜松解

2. 后臂线

后臂线如图 5-42 所示。

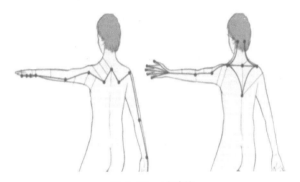

图 5-42　后臂线

1) 大圆肌/背阔肌筋膜松解

患者体位：侧卧位。

评估：患者肩关节外展活动受限。

治疗：治疗师用交叉手，一只手用掌指关节按住大圆肌，另一只手扶住肩关节，患者配合做肩关节外展动作，如图 5-43 所示。

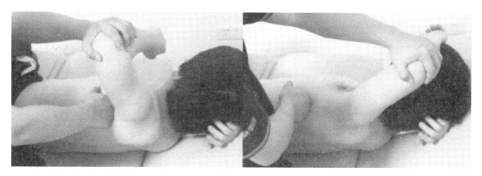

图 5-43　大圆肌/背阔肌筋膜松解

2) 小圆肌筋膜松解

患者体位：俯卧位。

小圆肌定位：肩峰与腋后缘连线中点，触及条索状结节。

治疗：首先定位小圆肌，用拇指按住，患者配合做肩关节外展内旋(类似手臂游泳动作)，如图 5-44 所示。

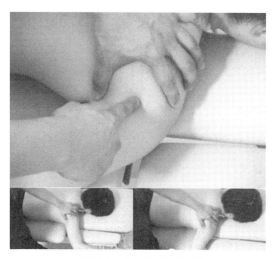

图 5-44　小圆肌筋膜松解

3) 肩胛下肌/盂肱关节关节囊松解

患者体位：坐位。

治疗：患者患侧手臂外展 90°，治疗师一侧手四指触及腋窝，患者手臂放下放松，治疗师另一侧手在肩关节上方加压，腋窝侧手触及肱骨头后，逐步向上、向外、向下施力。

注意事项：肩关节上方手始终加压，治疗手切勿用力过猛，如图 5-45 所示。

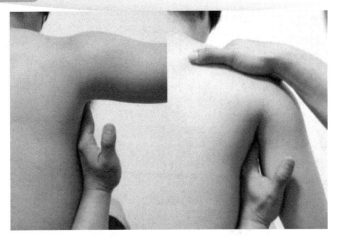

图 5-45 肩胛下肌/盂肱关节关节囊松解

5.3 本 章 小 结

筋膜是人体结构的一个重要组成部分,它是一种覆盖在肌肉和肌腱周围的薄膜状结构,遍布全身。根据筋膜所在的位置和深度,可以分为浅筋膜和深筋膜两种类型。浅筋膜也称为皮下筋膜,位于真皮层之下,覆盖全身各部位,由疏松的结缔组织构成。它包含浅动脉、皮下静脉、皮神经、淋巴管和脂肪等结构,某些局部区域还可能包含乳腺和皮脂。浅筋膜对其深部的肌肉、血管和神经具有一定的保护作用,而在某些部位,浅筋膜还能对外来压力起到缓冲作用。

思考练习题

1. 简述筋膜的定义。
2. 简述结缔组织的定义。
3. 细胞外基质是什么?
4. 简述胶原纤维的定义。
5. 前表线包括哪些?
6. 体侧线包括哪些?
7. 螺旋线包括哪些?
8. 前深线包括哪些?
9. 功能线包括哪些?
10. 手臂线包括哪些?

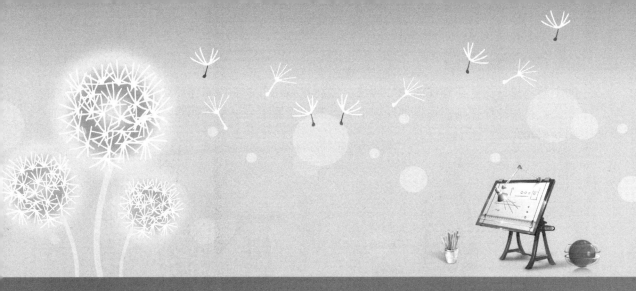

第6章 核心区稳定性训练

腰、骨盆、髋关节形成核心区，是人体的中间环节。具体位置是指肩关节以下髋关节以上(包括骨盆)的区域。骨盆、髋关节和躯干部位肌肉的"稳定性收缩"可以为四肢肌肉的收缩建立支点，提高四肢肌肉的收缩力量，同时还可以协调不同肌肉之间的运动，加快力量的传递，整体提高运动效率。

6.1 核心区稳定性训练的操作方法

竞技运动中，几乎所有的运动都是通过人体四肢末端将力量施加于外部物体(如标枪等)，使体育器材或人体产生运动。如果出现投不远、跳不高等情况，很容易让我们想到是上肢和下肢力量的问题。这种片面认识，容易导致忽视对核心区部位的训练。实际上，必须重视对核心区部位的训练，因为它们在力量传递和身体稳定性方面起着至关重要的作用。

6.1.1 概述

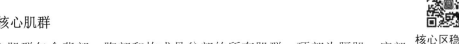

核心区稳定性
训练的操作方
法与原理

1. 核心肌群

核心肌群包含背部、腹部和构成骨盆部的所有肌群。顶部为膈肌，底部为盆底肌和髋关节肌，如图6-1所示。

根据解剖位置关系，将核心肌肉分为两类，如图6-2所示。

第一类是整体肌(运动肌)，大都处于身体浅表位置；多为长肌，有的连接着胸廓和骨盆；收缩通常可以产生较大的力矩并引起大幅度的运动；负责脊柱运动和方向的控制。

第二类是局部肌(稳定肌)，通常起于脊柱或分布于脊柱深层；控制脊柱的曲度以及维持腰椎的稳定性；收缩时一般不会造成肌肉长度的变化和运动范围的改变。

核心稳定性是核心肌群对腰—骨盆—髋结构活动的控制能力，如图6-3所示。

2. 被动亚系

被动亚系由椎体、椎间关节、关节囊、脊柱韧带、椎间盘等结构组成。它们在脊柱活动中起支撑作用。在脊柱的中心区域，被动亚系还可以作为本体感觉器感觉椎体位置的变化，并为神经控制亚系提供反馈信息。其感受器主要位于椎间盘、韧带、关节面，如图 6-4 所示。

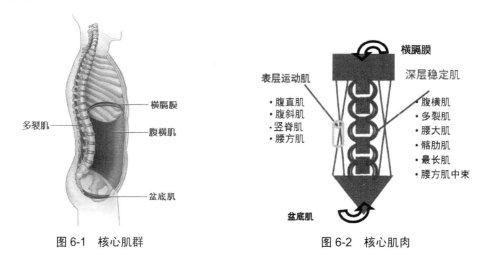

图 6-1　核心肌群　　　　　　　　　　图 6-2　核心肌肉

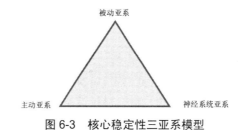

图 6-3　核心稳定性三亚系模型

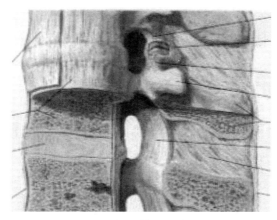

图 6-4　被动亚系

3. 主动亚系

　　主动亚系由所有参与脊柱稳定的核心肌群组成。不论脊柱是静止还是运动的，它们都在神经控制亚系的协调下共同维持着脊柱的稳定，如图 6-5 所示。

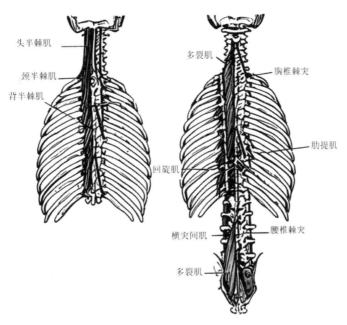

图 6-5　主动亚系

4. 被动亚系和主动亚系之间的关系

躯干：如同一顶帐篷。

脊柱：中间的支柱。

腰椎—骨盆—髋关节：底座。

肌肉：从四面多个方向牵拉帐篷的绳索。

结缔组织：位于绳索之间的盖布，许多核心肌肉与它相连，它们多维的共同作用稳定了脊柱，继而稳定了躯干。

5. 神经控制亚系

神经控制亚系是指神经肌肉运动控制系统。神经控制亚系主要接收来自主动亚系和被动亚系的反馈信息，判断用以维持脊柱稳定性的特异性需要。然后启动相关肌肉活动，实现稳定性控制的作用，如图 6-6 所示。

在人体的核心稳定性系统中，所有的三个亚系统是相互依靠的，共同维持脊柱的稳定性并应对脊柱位置的变化以及静态与动态负荷。它们可以接收来自脊柱稳定性有关肌肉的信息，控制主动亚系相关肌肉的活动，最终确保脊柱稳定性的维系。三个亚系分别维系脊柱稳定性的三个独立性因素。通常某一个因素的受损，可以由其他要素加以代偿。而各亚系之间的功能无法代偿的时候，往往会造成脊柱稳定性的破坏，形成下腰痛，如图 6-7 所示。

6. Neutral Zone(NZ，中立区)的概念

(1) Neutral Position：总内应力(活动阻力)保持最小值状态的脊柱节段位置。

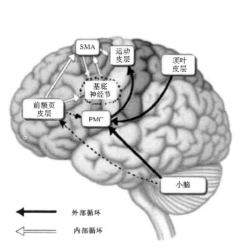

图 6-6　神经控制亚系

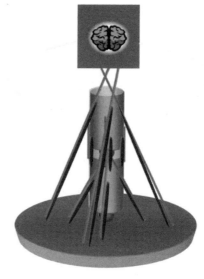

图 6-7　控制亚系

(2) Neutral Zone：处于 Neutral Position 的脊柱节段活动范围，属于生理性活动范围的一部分。

(3) Elastic Zone(EZ)：从 NZ 到脊柱阶段活动极限范围之间的区域，属于数量性活动范围的一部分，此时脊柱节段活动会遇到较大的内部阻力。

(4) 在 NZ 区间，被动亚系不参与脊柱稳定性维持，此刻的脊柱稳定性取决于局部肌肉(local muscle)活动的维系；在 EZ 区间，被动亚系参与脊柱稳定性维持。主动亚系在维持脊柱稳定性方面发挥两个作用：通过 NZ 提供脊柱运动的刚度或控制，通过 GTO(高尔基肌腱器官)和肌梭的本体感觉反馈。

Panjabi 研究发现，在脊柱损伤、关节退化或者相关的稳定性结构改变时，脊柱的中立区活动范围增加，如图 6-8 所示。

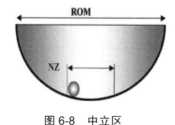

图 6-8　中立区

6.1.2　核心肌群具体剖析

1. 腹横肌(Transversus abdominus)

腹横肌如图 6-9 所示。

起点：第 7～12 肋骨内面，胸腰筋膜、髂嵴、腹股沟韧带外侧。

止点：腹白线。位于腹内外斜肌的深面。

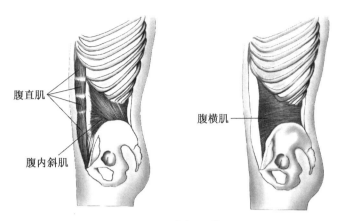

图 6-9　腹部肌群

腹横肌的中间位置连着胸腰筋膜，当腹横肌收缩时，通过拉紧胸腰筋膜，增强脊柱的稳定性，因为当胸腰筋膜被拉紧时，腹内压会上升，同时增强脊柱稳定性。

当胸腰筋膜被拉紧时，产生一种较缓和的压力于脊柱上，提供稳定脊柱的力量，如图 6-10 所示。

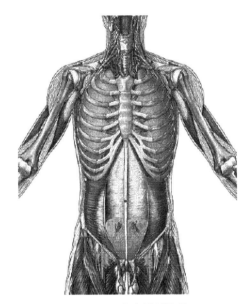

图 6-10　胸腹解剖结构

在下背痛患者中，可发现腹横肌的等长收缩肌耐力不足的现象。

在腹部肌群收缩与下肢运动时，中枢神经会发出信号，使腹横肌及多裂肌在下肢运动前先行反应。

2. 多裂肌(Multifidis)

多裂肌起自横突，止于上二节椎骨棘突。在腰部比较发达，是腰部椎旁肌群最大和最内层的肌肉，对保持腰椎稳定性的作用极其重要，如图 6-11 所示。

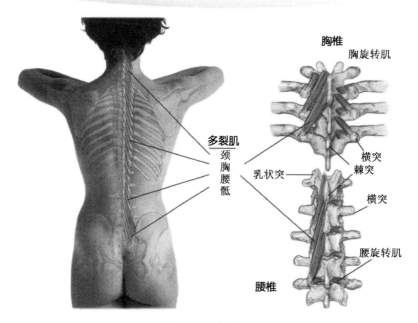

图 6-11　多裂肌

稳定腰椎的全部力量有 2/3 来自多裂肌；深层的稳定肌肉虽然是小肌肉群，但是利用这微小的力量，可以替脊柱做调整，达到稳定的效果；多裂肌疲劳导致的肌力减退，是增加腰椎不稳重要的危险因素，如图 6-12 所示。

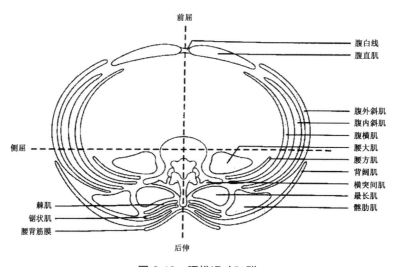

图 6-12　腰椎运动肌群

3. 横突间肌(Intertransversarii)、棘间肌(Interspinales)与回旋肌(Rotatores)

肌肉位置：横突间肌——腰椎的横突之间；棘间肌——腰椎到第二颈椎的棘突之间；回旋肌——起自胸椎的横突，止于上一节棘突，如图 6-13 所示。

肌纤维短但分部广，类似多裂肌，是脊椎与脊椎间的小肌肉，功能在于微调脊椎跟脊椎间的位置。横突间肌和棘间肌可以透过脊椎位置的移动，提供回馈，进而维持脊椎的稳定。这些肌肉可以透过神经肌肉控制系统调整脊椎的稳定性，并且可细微地调整韧带达到稳定脊椎的效果。

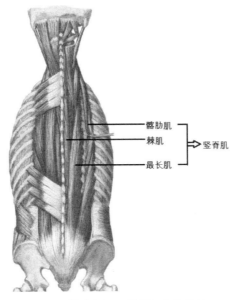

髂肋肌
棘肌 } 竖脊肌
最长肌

图 6-13　横突间肌、棘间肌与回旋肌

4. 横膈(Diaphragm)

横膈位于胸腔与腹腔之间，收缩时增加胸廓的容积，且与腹横肌共同收缩而拉紧胸腹筋膜，因而增加腹内压促使脊椎趋于稳定，如图 6-14 所示。

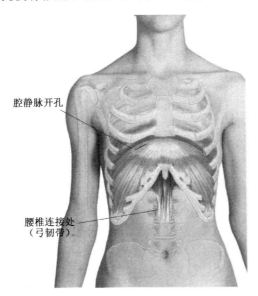

腔静脉开孔

腰椎连接处
（弓韧带）

图 6-14　横膈

5. 盆底肌(Muscles of Pelvic Floor)

盆底肌包含了提肛肌与尾骨肌。收缩时，使邻近的内脏筋膜和胸腰筋膜产生张力，进而提升腹内压。此外，盆底肌会与腹横肌共同产生收缩维持核心稳定性，如图 6-15 所示。

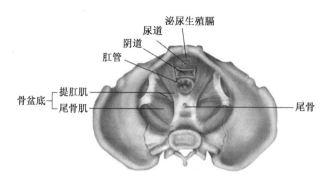

图 6-15　盆底肌

6. 腹直肌(Rectus abdominis)

起点：起于耻骨上缘(耻骨结节和耻骨联合)。止点：止于胸骨剑突及第 5～7 肋软骨前面。腹直肌在脊椎稳定上只有较小的贡献，它所扮演的角色是在躯干屈曲时，维持矢状面上的动态平衡。也有研究指出，腹部的肌肉在仰卧的姿势下是不活动的，而在站立的姿势下腹肌呈现兴奋的状态，如图 6-16 所示。

而在四肢开始活动前，健康者的腹直肌会先行收缩，稳定躯干，但是在下背痛患者却有延迟的现象。上腹直肌和下腹直肌在收缩时，在时间上会有前后的差异。例如在做仰卧起坐时，上腹直肌会有优先的 EMG 反应。但是一些学者认为在做仰卧起坐、抬脚等动作时，上下腹直肌在收缩的时间上并不会有差异。

7. 腰方肌(Quadratus lumborum)

腰方肌位于脊椎的两侧连接髂骨，以等长收缩的方式来稳定脊椎，能在行走时将骨盆维持在正中的位置，避免不正常的骨盆倾斜。它主要负责脊椎侧弯的动作与单边抬骨盆，通常跟腹斜肌协同收缩，使骨盆向前倾斜，如图 6-17 所示。

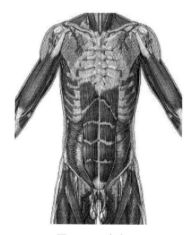

图 6-16　腹直肌

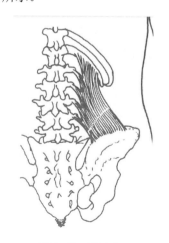

图 6-17　腰方肌

8. 竖脊肌(Erector spinae)

竖脊肌由骶骨延伸至头颅的一群肌肉组成，包含外侧的髂肋肌、中间的最长肌和内侧的棘肌。其主要的功能是伸张躯干，使脊椎维持在稳定的状态下。当躯干做屈曲运动时，竖脊肌扮演缓冲的角色，利用离心收缩避免脊椎被突然地弯曲，如图 6-18 所示。

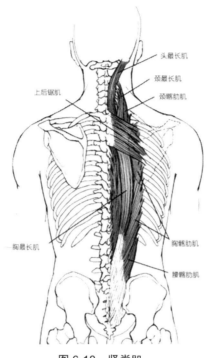

图 6-18 竖脊肌

9. 臀大肌(Gluteus maximus)

臀大肌主要负责髋关节伸张的动作，在一些较激烈的躯干伸张动作和下肢伸张、外展和外转动作中，都有明显的肌肉激发状态，但在站立姿势时，不负责静态的调节，如图 6-19 所示。

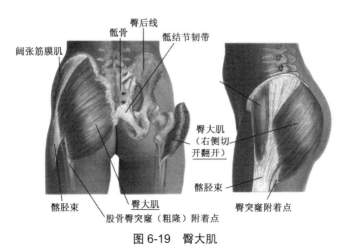

图 6-19 臀大肌

6.1.3 核心稳定性训练的基本原理

从脊柱稳定性生理学的角度，根据脊柱周围肌肉功能的不同，将附于脊柱的肌肉划分为局部稳定肌和整体原动肌两类。局部稳定肌通过离心收缩控制椎体活动，具有静态保持能力，控制脊柱的弯曲度和维持脊柱的机械稳定性，所以局部稳定性训练主要以深层肌的本体感受性反射活动为主。整体原动肌收缩通常可以产生较大的力量，通过向心收缩控制椎体的运动，这些大肌肉是控制脊柱运动的发力器，并且作用于脊柱的外力负荷，它们都在某种程度上参与脊柱运动和稳定性调节。

因此，核心稳定性训练应该是包括深层的局部稳定肌和表层的整体原动肌在内的力量训练。作为稳定肌群之一的多裂肌，其首要功能是本体感受和运动感觉，高度不稳定支撑的状态下的力量训练成为激活、募集核心稳定肌的有效方式，所以核心稳定性训练是核心力量训练的一个重要因素。但是传统的力量训练对表层的整体原动肌训练得较多，忽视了深层稳定肌的训练，所以说核心力量训练中增加的这个"不稳定因素"是其区别于传统力量训练的关键。

核心稳定性训练的目的就是建立一个强大的核心肌群。在运动过程中核心肌群可以像束腰一样稳定脊柱并保证力量的有效传导。一个动作的成功通常是一个动力链的过程。在这个动力链中包括很多环节，躯干就是其中的一个重要环节。当肢体发力时，躯干核心肌群蓄积的能量从身体中心向运动的每一个环节传导。强有力的核心肌群对运动中的身体姿势、运动技能和专项技术动作起着稳定和支持作用。任何竞技项目的技术动作都不是依靠某单一肌群就能完成的，必须动员许多肌肉群协调做功。核心肌群在所有需要力量、速度的运动中，都扮演了一个传导力量到肢体的重要角色。在此过程中核心肌群担负着稳定重心、环节发力、传导力量等作用，同时也是整体发力的主要环节，对上下肢体的协同工作及整合用力起着承上启下的枢纽作用。

核心稳定性训练影响着动作控制。动作控制是指与人执行技能性动作有关的一系列神经学、生理学和行为学机制，其主要决定了动作的速度、动作的幅度、产生动作的力量以及动作的轨迹。在运动中涉及比较多的还是神经肌肉运动控制问题。核心稳定性训练可以充分地调动神经肌肉控制系统，通过不稳定的支撑面练习，提高核心肌群的力量，改善神经肌肉控制的效率，顺利地完成对运动的控制，如图 6-20 所示。

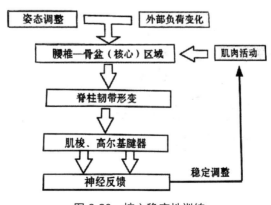

图 6-20 核心稳定性训练

6.1.4 核心稳定性与核心力量的异同

核心稳定性与核心力量是两个不同的概念。核心稳定性的优劣取决于位于核心部位的肌肉、韧带和结缔组织的力量以及它们之间的协作。核心力量是附着在人体核心部位的肌肉和韧带在神经支配下收缩所产生的力量，是一种以稳定人体核心部位、控制重心运动、传递上下肢力量为主要目的的力量能力。核心力量不但是人体核心稳定性形成的主要能力，而且在运动中它还能够主动发力，是人体运动的一个重要"发力源"。因此，核心稳定是人体核心力量训练的结果，而核心力量是一种与上肢、下肢力量并列的，以人体解剖部位为分类标准的力量能力。在竞技体育中，核心力量是一种新的力量能力，它与传统力量的主要区别在于以下几个方面。

(1) 在解剖位置上，它不同于以往的躯干肌。躯干肌的界定主要是以脊柱周边的肌肉为标准，而核心肌是指附着在腰椎—骨盆—髋关节周围的肌肉，一部分腰椎以上的躯干肌并不包含在核心肌肉之内，而一部分下肢肌的肌肉却属于核心肌肉的范围。

(2) 在生理功能上，核心力量更强调稳定和平衡，更强调深层小肌群的固定作用，更强调神经对肌肉的支配能力。

(3) 在作用上，核心力量在大部分运动项目上都不是直接的发力源，它主要是通过对核心部位稳定性的加强、稳定程度的调整和稳定与不稳定之间转换的控制，为力量的发力创建支点，为力量的传递建立通道。提高核心力量，可以增强脊柱和骨盆的稳定性，改善控制力和平衡性，提高能量输出，提高肢体协调工作效率，降低能量消耗，预防运动损伤。

6.1.5 适应症与禁忌症

1. 适应症

所有参加各种运动的运动员与运动参与者，由于疼痛及卧床休息导致的腰疼及腰部肌肉萎缩、稳定性差的患者，偏瘫患者。

2. 禁忌症

腰部肿瘤患者，腰椎不稳定骨折患者，其他不适应运动疗法的患者。

6.1.6 核心肌群及其稳定性测试方法

1. 手法触诊

(1) 腹横肌触诊法。

整个过程病人应采取腹式呼吸。病人呼气时，检查者将手指放于髂前上棘内下 5cm，给予有效的压力，病人吸气，呼气末端收缩盆底肌，加大触诊力度，可感觉到肌张力，即腹横肌张力，2s 后让病人放松，此张力即消失，证实为腹横肌，如图 6-21 所示。

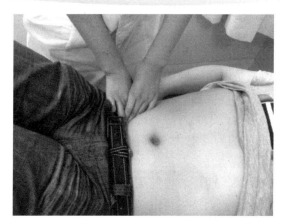

图 6-21　腹横肌触诊法

(2) 多裂肌触诊法。

病人俯卧位，抬头，检查者施以阻力相对抗；用手触诊 L4 椎旁约 1～2cm 位置，即可感觉多裂肌张力，如图 6-22 所示。

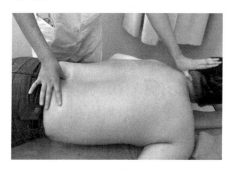

图 6-22　多裂肌触诊法

2. 动作检查

(1) 动作检查——H 试验。

病人以正常休息位站立，被看作"H"的中心，先检查健侧，让病人尽最大可能侧弯。在这种位置下让病人前屈(H 的前部)和后伸(H 的后部)，接着让病人回归中立位，之后做背伸加侧屈，如图 6-23 所示。

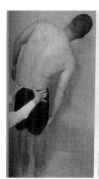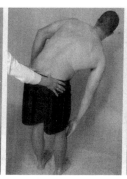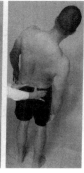

图 6-23　动作检查——H 试验

(2) 动作检查——I 试验，如图 6-24 所示。

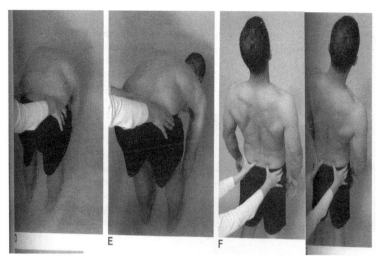

图 6-24　动作检查——I 试验

(3) 动作检查——多裂肌肌力，如图 6-25 所示。

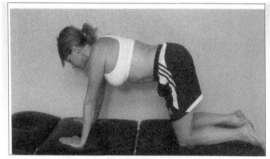
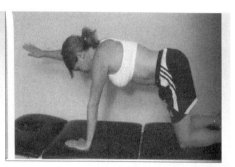
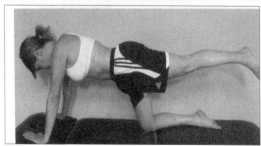
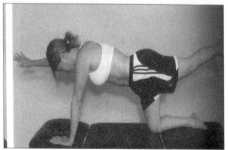

图 6-25　动作检查——多裂肌肌力

(4) 动作检查——核心稳定性评价九个动作。

九个动作包括上台阶、跳箱、单足落地、单足跳远、仰卧单腿上举、单腿站立 T 试验、俯卧撑保持、改良仰卧引体和仰卧举腿 90°放下，如图 6-26 所示。

3. 影像学评价

(1) 多裂肌功能影像学评价如图 6-27 所示。

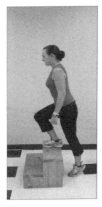
上台阶

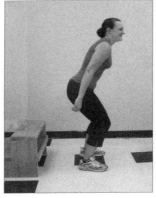
跳箱

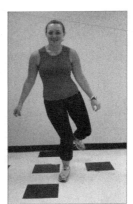
单足落地、单足跳远

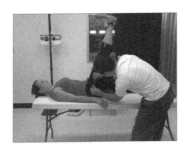
仰卧单腿上举

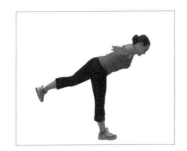
单腿站立T试验

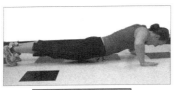
俯卧撑保持

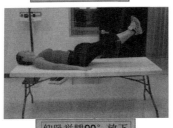
仰卧举腿90°放下

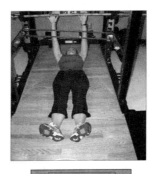
改良仰卧引体

图 6-26　动作检查——核心稳定性评价九个动作

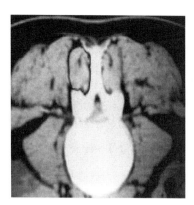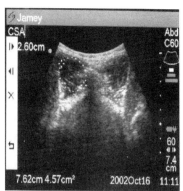

图 6-27　多裂肌功能影像学评价

(2)　腹横肌功能影像学评价如图 6-28 所示。

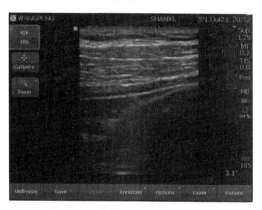

图 6-28　腹横肌功能影像学评价

4. 表面肌电评价

表面肌电评价(Surface Electromyography，sEMG)是通过在皮肤表面放置电极，引导、放大、显示和记录神经肌肉系统活动时产生的生物电变化，从而获得的一维电压时间序列信号。在控制良好的实验条件下，sEMG 信号的变化能够在很大程度上定量反映局部肌肉疲劳、肌肉活动水平和肌肉激活模式等活动特征的变化规律。这种技术广泛应用于运动科学、康复医学和人体工程学等领域，如图 6-29 所示。

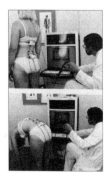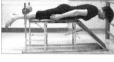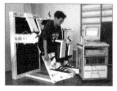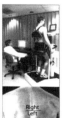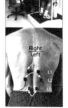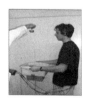

图 6-29　表面肌电评价

矢状面屈伸试验：屈曲放松现象消释，诊断率为 76%，抗干扰差，如图 6-30 所示。

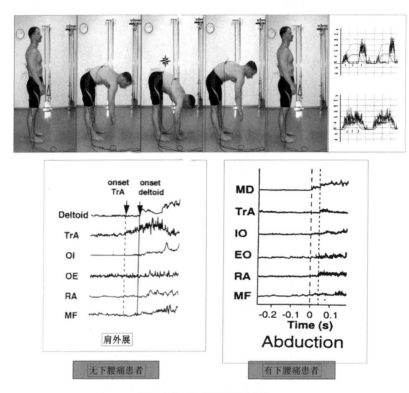

图 6-30　矢状面屈伸试验

6.2　核心区稳定性训练的应用

核心力量训练是传统力量训练的一种有益补充。传统力量训练是在一种稳定支撑状态下进行的力量训练。但在实际运动中，身体重心处于不断变化之中，这种不稳定的运动条件使得在传统稳定状态下所产生的力量在运动中难以发挥出来。核心力量训练强调神经对多块肌肉的支配和控制，是指针对身体核心肌群及深层肌肉进行的力量训练。

6.2.1　核心区稳定性训练的原则

核心区稳定性训练建议

1. 核心肌肉力量与稳定性评价

核心稳定性的评价方法有很多种，多以在某一特定姿势下保持时间的长短为判断标准。但目前缺乏较为一致的标准姿势。因为姿势难度不一，所以测试结果也没有一致的评价标准。

一种简便易行的核心肌肉力量与稳定性的测试方法所需器材为秒表和训练垫。起始姿势：双肘支撑，身体保持平直，核心区处于中立位。将秒表置于面前易于看到的地方。

2. 调整训练难度的方法

调整训练难度的变化反映了训练强度的变化，强度变化基本遵循稳定到不稳定、静态到动态、徒手到负重的难度递增顺序。

1)　负重由自身重力到外加阻力

训练时自身重力是相对恒定的，当锻炼者的能力提高之后，自身重力就不能满足训练强度的需要，可以通过增加外加阻力来提高训练难度。例如开始训练时，可以在平衡盘上蹲起，之后可以增加不同重量的杠铃或哑铃，以增加难度。

2)　外加阻力由固定到变阻，由已知到未知

增加外界环境的干扰，以增加身体对抗不稳定干扰的能力，从而增加动作难度。杠铃或哑铃等训练器械提供的阻力是相对恒定的，而瑞士球、弹力带提供的阻力是不固定的，如俯卧位时单腿拉伸瑞士球，或是训练时在踝关节增加弹力带，提供不稳定的阻力形式，也可以增加动作难度。此外，在各种桥式运动中，治疗师向各个方向推动锻炼者的髋部，仍然要求锻炼者保持原来的位置不动，需要核心部位有较强的抗干扰能力才能完成。

3)　力臂由短到长，运动关节由单关节到多关节

当肢体的位置发生改变时，发力肌肉的力臂和力矩也随之改变，因此可以调整增加难度。通常，当肢体靠近躯干时，力臂减小，动作简单；而当肢体远离躯干时，力臂增加，动作难度增加。例如在使用悬吊训练时，吊点的位置可以由近到远，身体由跪撑到双脚尖直体撑，还可以增加核心部位的力臂长度，以增加动作难度。

4)　改变支撑面的大小和质地

为了增加核心稳定性训练的难度，可以减小支持面的面积，如将双侧支撑改为单侧支撑，将四点支撑改为三点支撑，也可以改变支撑面的质地，将坚硬的、稳定的支撑面改为柔软的、不稳定的支撑面，如使用瑞士球、平衡板、弹力棒、小蹦床、泡沫轴、平衡气垫、实心球等。

5)　运动面由单一到多元

开始训练时，可以采用单一平面或单一方向上的训练动作，动作相对简单，可以帮助锻炼者掌握训练的发力感觉和技巧。后续可以变换成复合动作，在提高难度的同时，还可以满足实际运动的需要。例如在瑞士球上，从单一的屈伸动作，过渡到旋转加屈伸，对核心区的稳定和控制提出了更高的要求。

6)　收缩形式由等长到等张

前负荷使肌肉收缩前处于某种被拉长的状态，即使肌肉具有一定的初长。在一定范围内，前负荷增加，即肌肉初长增加，肌肉等长收缩产生的张力也增加了。

7)　动作幅度和范围由小到大

开始是在无痛的、动作标准的范围内进行小幅度的动作。随着锻炼者自身能力的提高，可以加大动作幅度，逐渐扩大到全关节活动范围。例如，由在不稳定平面上的半蹲动作扩大为深蹲动作，由小范围内的动态练习扩大到全范围的动态练习等。

8)　信息反馈机制由多到少

开始时可给予详细、精准的语言提示，允许视觉反馈存在；之后逐渐减少语言提示，要求锻炼者闭眼以减少视觉刺激，增加核心区本体感觉的刺激，进而增加训练难度。

3. 难度变化的基本原则

核心稳定性训练整体上遵循由易到难、循序渐进的原则，但在训练的细节上，通常是

由稳定到不稳定、由静态到动态、由徒手到负重,每个阶段只改变一个方面,缓慢增加动作难度。当增加强度后,锻炼者不能很好地完成标准动作,说明该动作强度太大,应适当降低难度,以使锻炼者能完成标准的动作。经过一段时间的训练,再增加难度。通常情况下,当一次可以轻松完成 20 次动作或保持 90s,即可增加难度。

6.2.2 核心区稳定性训练的方法

1. 神经肌肉反馈重建

(1) Neurac 方法。

Neurac 方法是在悬吊运动疗法的基础上发展而来的,利用高水平的神经肌肉刺激让患者重获正常的运动模式。该方法主要针对长期神经肌肉功能失调的患者进行神经肌肉再教育,同时也适用于术后功能恢复的患者。训练原则:首先测试弱链部分,即神经肌肉控制失调的区域;然后针对弱链给予针对性训练,以重新获得正确的运动模式,如图 6-31 所示。

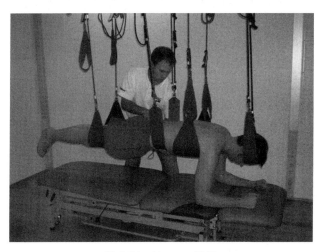

图 6-31 Neurac 训练

(2) Neurac 训练的治疗机制。

神经肌肉系统与感觉系统作为运动的控制与修正中枢是人类在进化过程中逐渐固定并编码遗传下来的。疼痛或长时间的废用促使稳定肌有关闭的倾向,肌肉及神经肌肉控制系统控制能力下降,运动质量下降。

最初疼痛缓解,稳定肌的关闭仍然存在,可能导致再次损伤与疼痛。由于缺乏主动治疗的介入,最终会造成慢性损伤,降低生活质量。

(3) Neurac 训练的主要训练元素。

① 闭合链训练(closed kinetic chain)。

② 不稳定的支撑面(unsteady base of support)。

③ 逐渐增加的负荷或持续时间(heavy load / long holding time)。

④ 无痛(no pain)。

(4) Neurac 训练的四个核心训练动作,如图 6-32 所示。

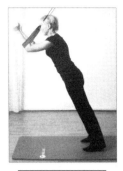

站立前倾位

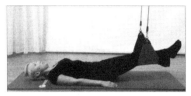

仰卧桥

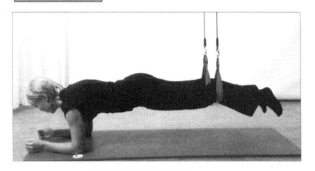

俯卧桥

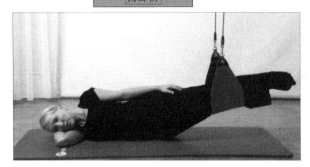

侧桥

图 6-32 四个核心训练动作

(5) Neurac 训练的五个进阶步骤，如图 6-33 所示。

① 改变力臂。

② 改变悬吊点与身体的位置。

③ 改变悬吊带或悬吊绳的高度。

④ 改变不稳定性的程度。

⑤ 增加附加运动。

(6) Neurac 训练的三个训练强度要点。

① 重复次数：3～6 次。

② 组数：2～4 组。

③ 组间休息时间：30～60s。

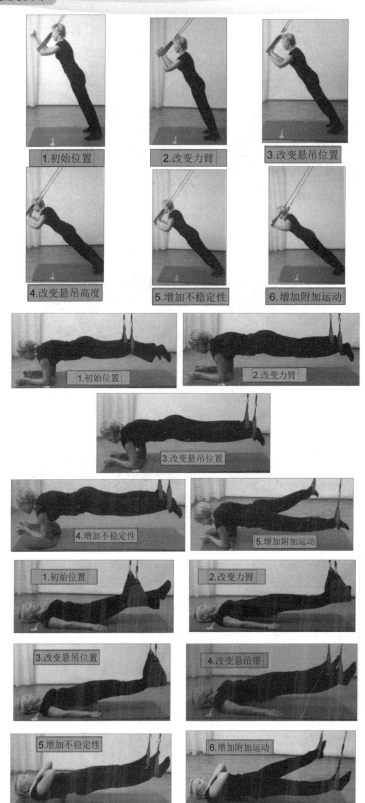

图 6-33　五个进阶步骤

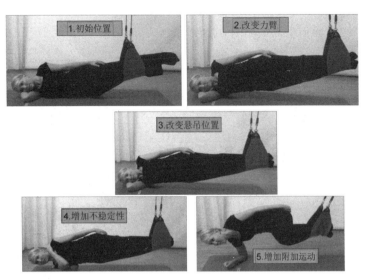

图 6-33　五个进阶步骤(续)

2. 徒手训练

徒手训练如图 6-34 所示。

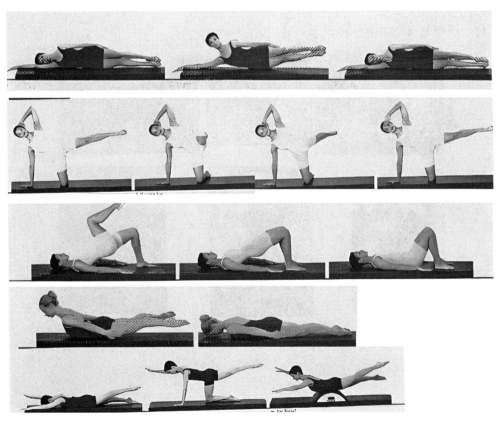

图 6-34　徒手训练

3. 平衡训练

(1) 平衡软榻及弹力带训练如图 6-35 所示。

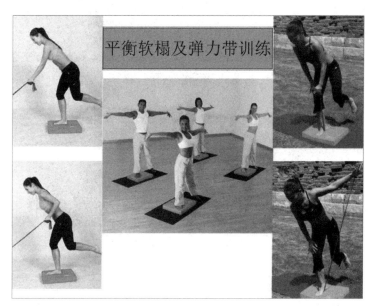

图 6-35　平衡软榻及弹力带训练

(2) 平衡垫训练如图 6-36 所示。

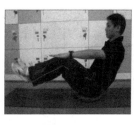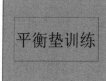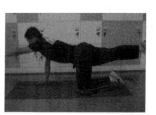

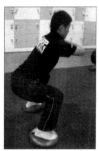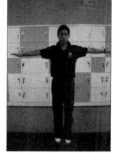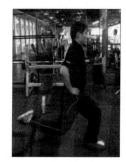

图 6-36　平衡垫训练

（3）健身球训练如图 6-37 所示。

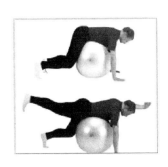
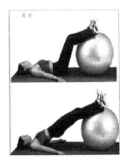
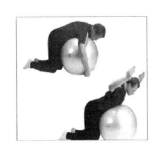

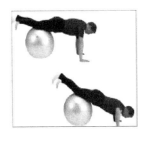
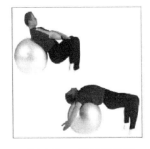
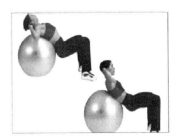

图 6-37　健身球训练

（4）泡沫轴训练如图 6-38 所示。

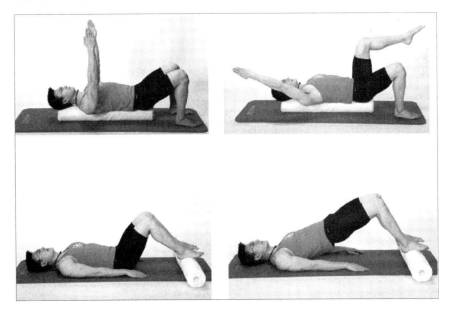

图 6-38　泡沫轴训练

6.3 本章小结

核心区稳定性训练代表了体能训练的新理念,使教练员和运动员重新审视核心区部位的功能及结构,提升了对躯干部位的认知水平,并为教练员和运动员的训练方法设计和应用提供支撑。核心区稳定性和力量训练是提升核心区功能的重要环节。

思考练习题

1. 什么是核心?什么是核心稳定性?
2. 核心稳定性在运动中有哪些重要作用?
3. 核心稳定性训练与传统训练的区别和联系有哪些?
4. 核心稳定性训练的基本动作特点是什么?
5. 如何调整核心稳定性训练的难度?

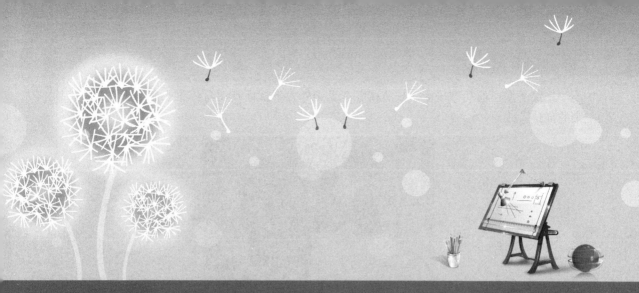

第 7 章 平衡协调功能的康复训练

长期的专项运动训练会引发肌体不对称、不平衡的身体形态，导致动作的灵活性、稳定性不足，两腿之间失去平衡，存在损伤风险。利用专门设计的平衡性动作练习方法，遵循各自灵活性与稳定性的特性，有力地控制了运动姿态，矫正了两腿之间的失衡，提高了运动水平及动作效率，降低了运动损伤概率。

7.1　平衡协调功能训练的操作方法

人体平衡比自然界的平衡更为复杂。它指的是人体在任何位置和运动状态下，或受到外力作用时，能够自动调整并维持姿态稳定的能力。平衡反应是指肌体应对平衡状态改变时，恢复到原本状态或建立新平衡状态的过程，这包括了运动时间和反应时间。

7.1.1　概述

平衡协调功能
训练概述

1. 定义

(1) 平衡。

平衡是指人体在重心垂线偏离稳定的支撑面时，能够通过主动或反射性活动迅速调整，使重心垂线重新回到稳定的支撑面内，维持平衡状态的能力。这一过程如图 7-1 所示。

(2) 协调。

协调功能是人体自我调节，完成平滑、准确且有控制的随意运动的一种能力。协调性是正常运动中最重要的组成部分，是体现运动控制的有力指标。

2. 三级评定法

一级平衡：静态平衡，被测试者在不需要帮助的情况下能维持所要求的体位(坐位或立位)。

二级平衡：自动态平衡，被测试者能维持所要求的体位，并能在一定范围内主动移动身体重心后仍维持原来的体位。

三级平衡：他动态平衡，被测试者在受到外力干扰而移动身体重心后仍恢复并维持原来的体位。

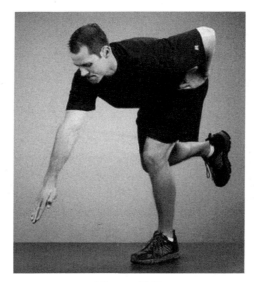

图 7-1　平衡

3. 影响平衡的因素

(1)　重心的高低。

(2)　支撑面的大小。

(3)　支撑面的稳定性。

一般来说，重心越低，支撑面积越大，支撑面越稳定，平衡就越好；反之亦然。

4. 平衡训练

通过各种手段，激发姿势反射，加强前庭器官的稳定性，改善身体平衡能力的训练，如图 7-2 所示。

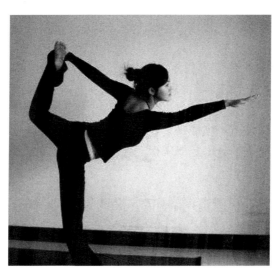

图 7-2　平衡训练

5. 平衡的分类

(1) 静态平衡：即在无外力作用下，保持某一静态姿势，自身能控制和及时调整身体平衡的能力，主要由肌肉的等长收缩和关节两侧肌肉协同收缩来完成，如图 7-3 所示。

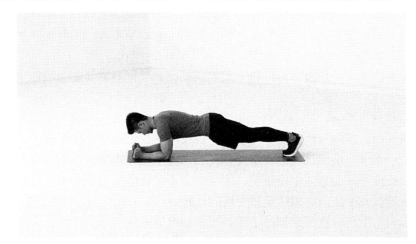

图 7-3　静态平衡

(2) 动态平衡：即在外力作用下使原有平衡被破坏后，人体不断调整自身姿势来维持新的平衡能力，主要由肌肉的等张收缩来完成，如图 7-4 所示。

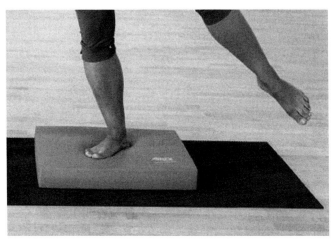

图 7-4　动态平衡

6. 维持平衡的因素

- 保持姿势：人体具有保持身体位置稳定的能力。
- 调整姿势：在随意运动中能调整姿势。
- 维持动态稳定：能安全有效地对外来干扰做出反应。
- 肌力。
- 平衡感觉。
- 神经传导和控制。

7. 平衡功能障碍的原因

平衡能力的维持依赖于一系列条件，任何条件的损害都可能影响平衡。这些条件包括视觉、前庭功能、本体感受效率、触觉输入及其敏感度、中枢神经系统功能、视觉和空间感知能力、主动肌与拮抗肌的协调、肌力与肌耐力、关节灵活度以及软组织的柔韧度。平衡的维持需要一定的躯干肌力、双侧上肢和下肢肌力来调整姿势，同时需要关节灵活度和软组织柔韧度。

在运动康复技术的应用范畴内，以下几项损伤会严重影响患者的平衡能力，进而限制日常活动能力。

(1) 肌力和耐力低下。特别是躯干和下肢肌力低下，会显著影响患者的平衡功能。当人的平衡被破坏时，若全身能做出及时的保护性反应，便可维持身体平衡，避免跌倒和损伤。肌力低下的患者可能无法及时调整身体反应，无法做出相应的保护性反应。例如，双上肢的保护性反应不足会破坏坐位平衡；下肢肌力不足会导致立位平衡无法维持，无法进行跨步、跳跃等反应，从而增加摔倒和受伤的风险。

(2) 关节灵活度和软组织柔韧度下降。平衡的维持不仅需要躯干及上下肢的肌力，还需要肢体关节活动范围的正常灵活性。如果关节活动范围受限或出现其他关节的代偿，将显著影响患者的平衡功能。患者需要良好的关节活动范围，以及肌肉的柔韧性和伸展度，尤其是跨越两个关节的长肌肉。

(3) 中枢神经系统功能障碍。对于脑卒中患者，维持平衡功能的三大因素可能均受损，导致平衡失调，影响姿势保持、姿势调整及动态稳定的功能。正常情况下，人体失去平衡时会产生自然平衡反应，如身体倾倒时上肢伸展或下肢踏出一步以保持平衡。这些复杂反应由中枢神经和肌肉骨骼系统控制。脑卒中患者因中枢神经系统损伤，会出现明显的平衡功能障碍。

8. 协调功能障碍

运动神经系统由末梢神经、脊髓、脑干、大脑基底核、大脑边缘系统和大脑皮质等多个阶层构成，并通过命令系统上下连接。若这些环节中的任何一个发生障碍，都可能导致运动异常。

1) 运动瘫痪

运动瘫痪是由于随意运动下行通路的某处发生障碍而引起的。这种障碍通常与障碍部位、瘫痪部位和瘫痪特征之间存在一定的关系。末梢神经(下运动神经元)障碍会导致其支配区域内的肌肉群瘫痪，这种瘫痪表现为肌张力下降，称为迟缓性瘫痪。若瘫痪是轻度且持续一段时间，可能会引起肌肉萎缩。皮质脊髓束和皮质延髓束(上运动神经元，锥体束)的障碍现象较为复杂。当锥体束受到障碍时，锥体束以外的纤维也可能受到影响。

2) 肌张力异常

肌张力是指肌肉持续的、轻度的、不随意的收缩状态，它是由支配肌肉的末梢神经和中枢以及肌肉本身的特性(收缩性、弹性、伸展性)等综合作用产生的。牵张反射在维持肌张力和发挥基本作用中起着关键作用。当肌张力异常增加时，可能会出现痉挛、挛缩和肌强直。

3) 过度运动症

多神经元调节系统(锥体外系)对伸肌或屈肌起着抑制或促进作用，从整体上整合运动的协调进行。若抑制系统发生障碍，就可能引起异常过多的运动。过度运动症在大脑基底核和小脑障碍时可以观察到，至于具体的过度运动症由哪个部位的异常造成，详细情况尚不完全清楚。

4) 协调运动障碍

小脑在保持体位、调节与姿势运动有关的肌肉紧张和随意运动的协调上起着重要作用。当小脑的正中部发生障碍时，体位保持和姿势运动会失调，走路时可能像醉酒一样摇晃、易摔倒；当小脑半球部发生障碍时，会破坏随意运动中的协调性，运动变得笨拙，不能进行有效调节，在运动中可能出现震颤，此外，拿取桌子上的物品时可能会出现与目测距离的误差较大，肌张力降低。

5) 协调功能障碍的分类

协调功能的障碍称为共济失调。共济失调分为三种类型：前庭性、感觉性和小脑性共济失调。共济失调常见于小脑半球或其与对侧额叶皮质间的联系受损(病变偶尔在额叶内发生)，在其他部位的病变中也可能产生共济失调。

9. 适应症与禁忌症

1) 平衡功能

(1) 适应症。

平衡功能的适应症主要包括因神经系统或前庭器官病变引起的平衡功能障碍患者。

(2) 禁忌症。

- 中枢性瘫痪伴有重度痉挛的患者；
- 精神紧张导致痉挛加重的患者；
- 伴有高血压、冠心病的患者，应在治疗师的监督下进行。

2) 协调功能

(1) 适应症。

协调功能的适应症包括由大脑性、小脑性、前庭迷路性、深感觉性协调运动障碍及帕金森病等引起的偏瘫、共济失调和不自主运动等疾病。适用于上运动神经元疾病及损伤(如脑血管意外、脑外伤、截瘫或四肢瘫痪)和下运动神经元疾病及损伤(如多发性神经炎、脊髓灰质炎等)引起的运动及协调运动障碍患者。

(2) 禁忌症。

- 疾病的急性期或亚急性期；
- 存在急性炎症，发热在 38℃ 以上，白细胞计数明显增高的患者；
- 心功能不全或失代偿的患者；
- 全身状况较差、功能失代偿的患者；
- 外伤后有明显的急性期症状、骨折愈合尚不充分或手术未拆线的患者；
- 有剧烈疼痛的患者。

7.1.2 平衡训练的基本原则

(1) 支撑面由大到小。

(2) 从静态平衡到动态平衡。

(3) 身体重心逐步由低到高。

(4) 从自我保持平衡到破坏平衡时维持平衡。

(5) 在注意下保持平衡到不注意下保持平衡。

(6) 从睁眼到闭眼。

(7) 破坏前庭器官的能力。

7.1.3 常用的平衡训练手段

不同的训练姿势如图 7-5 所示。

(1) 坐姿。

(2) 手膝位。

(3) 跪姿。

(4) 立位。

(5) 借助器械的训练。

(6) 借助瑞士球。

(7) 借助平衡板。

常用的平衡
训练手段

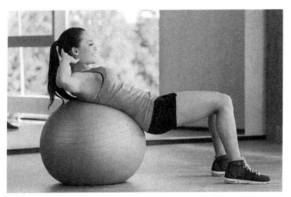

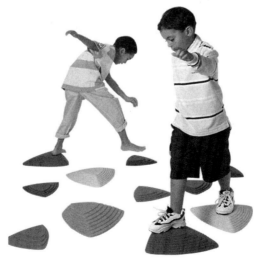

图 7-5　常用的平衡训练手段

7.1.4　协调功能

1. 协调功能障碍

协调功能障碍称为共济失调。

前庭性：环境空间的调节暂时紊乱。

感觉性：深感觉障碍，不能意识到动作中肢体的空间位置。

2. 协调性训练

1)　控制和协调能力

目标：形成感觉印象和运动程序。

学习控制和协调能力最主要的是重复。

基本原则：明确要完成的运动或任务，不断重复这个活动，同时纠正出现的错误，直到形成恰当的感觉印象和运动模式。

2)　协调性训练要点

(1)　协调性训练是让患者在意识控制下，训练它在神经系统中形成预编程序，自动形成多块肌肉协调运动的记忆印迹，从而使患者能够随意再现多块肌肉协调的、主动的运动形式的能力。

(2)　完成具体的练习任务，如图 7-6 所示。

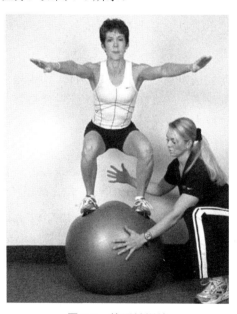

图 7-6　协调性训练

(3)　确定训练的主要目标。

(4)　确定训练的标准。

(5)　如果不能完成设定的标准，就降低标准，但是一定要完成训练的任务。

(6)　单个动作练习。

(7)　在一个连续的动作或任务不能完成时，先进行单个动作练习。

(8) 训练任务越复杂，动作阶段划分越细。

(9) 相关动作练习。

(10) 主要任务肌群或部位周围的、相关的动作的练习。

7.1.5 提高难度的训练方法

1. 扩大稳定极限

患者的异常姿势得到纠正，身体的稳定性增加后应扩大进行身体稳定极限的训练，即身体摆动或重心转移的训练。

2. 干扰视觉输入

(1) 减少视觉输入，如戴墨镜。

(2) 阻断视觉输入，如闭眼或戴眼罩。

(3) 输入不确定的信息，如墨镜上涂液体石蜡或透过棱镜看事物。

3. 干扰躯体感觉输入

改变支撑面的面积和支持面的稳定性。

双足平行站立→足尖接足跟站立→单足站立→足跟站立→足尖站立。

站立支持面：坚硬、平整→柔软、不平整。如地板→地毯→体操垫→泡沫塑料→石子地→可动支持面。

患者在上述支撑面条件下，以此减小支撑面面积训练，可赤足训练增加本体感受。

4. 改变活动的复杂程度

超强的姿势控制能力是完成复杂活动的必要条件。不论是坐位还是站立位，训练都应包括重心转移和单腿支撑的练习。患者可以在坐、俯卧或仰卧的姿势下，在体操球上进行各种活动，以增强姿势控制能力。

5. 实施干扰

在平衡训练中，通过治疗师对患者身体施加力干扰或破坏其平衡，会诱发各种平衡反应和对策，使身体保持在垂直重心线上，如图 7-7 所示。

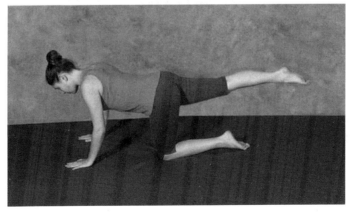

图 7-7　平衡训练

7.1.6　平衡训练

平衡训练通常从卧位开始，如前臂支撑下的俯卧位，因为卧位提供了最大和最稳定的支撑面，有助于患者更容易掌握平衡技巧。训练应逐渐过渡到最不稳定的体位，如站立位。训练顺序为：仰卧位、前臂支撑下的俯卧位、肘膝跪位、双膝跪位、半跪位、坐位、站立位。对于截瘫患者，主要训练体位包括前臂支撑下的俯卧位、肘膝跪位、双膝跪位、半跪位、坐位、站立位；而对于偏瘫患者，则主要训练仰卧位、坐位、站立位。无论在哪种体位下训练，首先要控制头部的稳定，其次是颈部和躯干肌肉协同收缩，以保持躯干的稳定性。

平衡训练方法可以根据不同的因素进行分类。按患者体位可以分为仰卧位、前臂支撑下的俯卧位训练、肘膝跪位训练、双膝跪位训练、半跪位训练、坐位训练、站立位训练；按是否借助器械如平衡板、训练球或平衡仪等可以分为徒手平衡训练和借助器械的平衡训练；按患者保持平衡的能力可分为静态平衡训练、自动态平衡训练和他动态平衡训练；按患者的疾病类型可以分为脑卒中或脑外伤患者的平衡训练、脊髓损伤患者的平衡训练、帕金森综合征患者的平衡训练等。具体训练方法按体位顺序叙述如下：

1. 仰卧位

仰卧位主要采用桥式运动来进行躯干的平衡训练。桥式运动分为双桥运动和单桥运动。桥式运动的方法是完成伸髋、屈膝、足平踏于床面的动作。

桥式运动训练方法：治疗师可将一只手放在患者的患膝上，然后向前下方拉压膝关节，另一只手拍打患侧臀部，刺激臀肌收缩，帮助患髋伸展。此种体位下的平衡训练主要适合于偏瘫患者。平衡训练的主要内容是躯干的平衡训练，所采用的训练方法是桥式运动。

(1) 桥式运动的目的：训练腰背肌和提高骨盆的控制能力，诱发下肢分离运动，缓解躯干及下肢的痉挛，提高躯干肌力和平衡能力。因此，应鼓励患者在病情稳定后尽早进行桥式运动。

(2) 桥式运动的方法：患者仰卧位，双手放于体侧，或双手交叉组指相握，胸前上举，注意患手大拇指放在最上面，以对抗拇指的内收和屈曲。下肢屈曲支撑于床面，患者将臀部抬离床面，尽量抬高，即完成伸髋、屈膝、足平踏于床面的动作。因完成此动作时，人体呈拱桥状，故而得名"桥式运动"。双侧下肢同时完成此动作为双桥运动，单侧下肢完成此动作为单桥运动。

(3) 注意事项：当患者不能主动完成抬臀动作时，可给予适当的帮助。治疗师可将一只手放在患者的患膝上，然后向前下方拉压膝关节，另一只手拍打患侧臀部，刺激臀肌收缩，帮助患髋伸展。在进行桥式运动时，患者两足间的距离越大，伸髋时保持屈膝所需的分离性运动成分就越多。随着患者控制能力的改善，可逐渐调整桥式运动的难度，如由双桥运动过渡到单桥运动。

2. 前臂支撑下的俯卧位

前臂支撑下的俯卧位主要适合截瘫患者，是上肢和肩部的强化训练及持拐步行前的准备训练。患者取俯卧位，前臂支撑上肢体重，保持静态平衡；然后治疗师向各个方向推动患者的肩部，进行他动态平衡训练；最后患者自己向各个方向活动，进行自动态平衡训练，如图 7-8 所示。

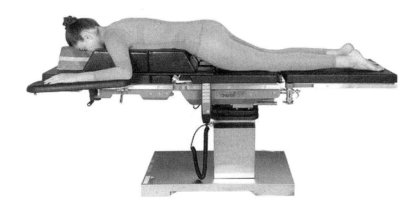

图 7-8 前臂支撑下的俯卧位

(1) 静态平衡训练：患者取俯卧位，前臂支撑上肢体重，保持静态平衡。开始时保持的时间较短，随着平衡功能的逐渐改善，保持时间达到 30min 后，则可以再进行动态平衡训练。

(2) 他动态平衡训练：患者取俯卧位，前臂支撑上肢体重，治疗师向各个方向推动患者的肩部。训练开始时推动的力要小，使患者失去静态平衡的状态，又能够在干扰后恢复到平衡的状态，然后逐渐增加推动的力度和范围。

(3) 自动态平衡训练：患者取俯卧位，前臂支撑上肢体重，自己向各个方向活动并保持平衡。

3. 肘膝跪位

肘膝跪位主要适合截瘫患者，也适用于运动失调症和帕金森综合征等具有运动功能障碍的患者。患者取肘膝跪位保持平衡；治疗师向各个方向推动患者；患者自己向各个方向活动或者躯干侧屈或旋转，然后可指示患者将一侧上肢或下肢抬起并保持平衡，随着稳定性的增强，再将一侧上肢和另一侧下肢同时抬起并保持平衡，如图 7-9 所示。

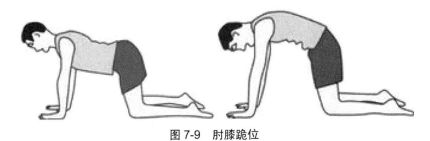

图 7-9 肘膝跪位

(1) 静态平衡训练：患者取肘膝跪位，由肘部和膝部作为体重支撑点，在此体位下保持平衡。保持时间如果达到 30min，再进行动态平衡训练。

(2) 他动态平衡训练：患者取肘膝跪位，治疗师向各个方向推动患者，推动的力度和幅度逐渐由小到大。

(3) 自动态平衡训练：患者取肘膝跪位。

①　整体活动：患者自己向前、后、左、右各个方向活动身体并保持平衡，也可上、下活动躯干并保持平衡。

②　肢体活动：可指示患者将一侧上肢或下肢抬起并保持平衡，随着稳定性的增强，再将一侧上肢和另一侧下肢同时抬起并保持平衡，如此逐渐增加训练的难度和复杂性。

4. 双膝跪位和半跪位

双膝跪位和半跪位主要适合截瘫患者。双膝跪位平衡掌握后，再进行半跪位平衡训练，如图 7-10 所示。

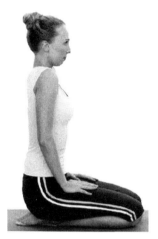

图 7-10　双膝跪位和半跪位

(1)　静态平衡训练：患者取双膝跪位或半跪位，然后保持平衡。静态平衡保持达到 30min 后，可进行动态平衡训练。

(2)　他动态平衡训练：患者取双膝跪位或半跪位。

①　治疗床上训练：患者跪于治疗床上，治疗师向各个方向推动患者。

②　平衡板上训练：患者跪于平衡板上，治疗师向各个方向推动患者。由于平衡板会随着患者身体的倾斜而出现翘动，从而提供了一个活动的支持面，增加了训练的难度。

(3)　自动态平衡训练：患者取双膝跪位或半跪位。

①　向各个方向活动：患者自己向各个方向活动身体，然后保持平衡。

②　抛接球训练：治疗师在患者的各个方向向患者抛球，患者接到球后，再抛给治疗师，如此反复。抛球的距离和力度可逐渐加大，以增加训练难度。

不论是患者自己活动，还是抛接球训练，都可以先在治疗床上进行，然后在平衡板上进行，逐渐增加训练的复杂性。

5. 坐位

坐位包括长坐位平衡训练和端坐位平衡训练，如图 7-11 所示。

对于截瘫的患者，在进行平衡训练时应该由前臂支撑下的俯卧位、肘膝跪位、双膝跪位、半跪位逐渐到坐位和站位。对于偏瘫患者则主要是进行坐位和站位的平衡训练。

偏瘫患者早期多由于不能保持躯干的直立而不能保持坐位平衡，截瘫的患者如果躯干肌肉瘫痪或无力也难以保持坐位平衡，还有许多其他疾患(如帕金森病等)也会引起坐位平衡障碍，这些情况均需要进行坐位平衡训练。

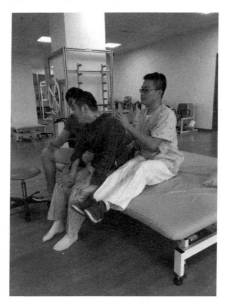

图 7-11　坐位

1)　长坐位平衡训练

临床中患者会根据自身的残疾情况而选用最舒适的坐姿。一般来说，截瘫患者多采用长坐位进行平衡功能训练。

(1)　静态平衡训练：患者取长坐位，前方放一面镜子，治疗师位于患者的后方，首先辅助患者保持静态平衡，逐渐减少辅助力量，待患者能够独立保持静态平衡 30min 后，再进行动态平衡训练。

(2)　他动态平衡训练：患者取长坐位。

①　治疗床上训练：患者坐于治疗床上，治疗师向侧方或前、后方推动患者，使患者离开原来的起始位，开始时推动的幅度要小，待患者能够恢复平衡，再加大推动的幅度。

②　平衡板上训练：患者坐于平衡板上，治疗师向各个方向推动患者。

(3)　自动态平衡训练：患者取长坐位。

①　向各个方向活动：可指示患者向左右或前后等各个方向倾斜，躯干向左右侧屈或旋转，或双上肢从前方或侧方抬起至水平位，或抬起举至头顶，并保持长坐位平衡。当患者能够保持一定时间的平衡时，就可以进行下面的训练。

②　触碰治疗师手中的物体：治疗师位于患者的对面，手拿物体放于患者的正前方、侧前方、正上方、侧上方、正下方、侧下方等不同的方向，让患者来触碰治疗师手中的物体。

③　抛接球训练：抛球、接球训练可进一步增加患者的平衡能力，也可增加患者双上肢和腹背肌的肌力和耐力。在进行抛接球训练时，要注意从不同的角度向患者抛球，同时可逐渐增加抛球的距离和力度来增加训练的难度。

2)　端坐位平衡训练

偏瘫患者多采用端坐位进行平衡训练。由于脑卒中的偏瘫患者多年老体弱，突然从卧位坐起，很容易发生体位性低血压，患者出现头晕、恶心、血压下降、面色苍白、出冷汗、心动过速、脉搏变弱等，严重的甚至休克。为预防突然体位变化造成的反应，可先进行坐起适应性训练。先将床头摇起 30°，开始坐起训练，并维持 15～30min，观察患者的反应，2～3 天未有明显异常反应者即可增加摇起的角度，一般每次增加 15°，如此反复，逐渐将床摇至 90°。若病人在坐起时感觉头晕、心率加快、面色苍白等应立即将床摇平，以防止体位性低血压。对一般情况良好的患者，可直接利用直立床调整起立的角度，帮助患者达到站立状态。

当患者经过坐起适应性训练后，则可以进行下面的训练。

(1) 静态平衡训练：患者取端坐位，开始时可辅助患者保持静态平衡，待患者能够独立保持静态平衡一定时间后，再进行动态平衡训练。

(2) 他动态平衡训练：患者取端坐位。

治疗床上训练：患者坐于治疗床上，治疗师向各个方向推动患者，推动的力度逐渐加大，患者能够恢复平衡和维持端坐位。

① 平衡板上训练：患者坐于平衡板上，治疗师向各个方向推动患者。

② 训练球上训练：患者坐于训练球上，治疗师向各个方向推动患者。因为治疗球支撑体重，是一个活动的而且较软的支撑面，更难保持平衡，从而增加了训练的难度。

(3) 自动态平衡训练：患者取端坐位。

① 向各个方向活动：可指示患者向各个方向活动，侧屈或旋转躯干，或活动上肢的同时保持端坐位平衡。

② 触碰治疗师手中的物体：治疗师位于患者的对面，手拿物体放于患者的各个方向，让患者来触碰治疗师手中的物体。

③ 抛接球训练：治疗师要注意从不同的角度向患者抛球，并逐渐增加抛球的距离和力度。

可以让患者先在治疗床上自己活动，触碰治疗师手中的物体或与治疗师抛接球，平衡功能改善后，再坐在平衡板或治疗球上，在活动的支撑面上训练，增加训练难度，这样有利于平衡功能的进一步改善。

6. 站立位

患者的坐位平衡改善后，就可以进行站立位平衡训练。不论是偏瘫、截瘫还是其他情况引起的平衡功能障碍，进行站立位的平衡训练，都是为步行做好准备，并最终达到能够步行的目的。

(1) 静态平衡训练：先进行辅助站立训练，然后进行独立站立训练。

① 辅助站立训练：在患者尚不能独立站立时，需首先进行辅助站立训练。

可以由治疗师扶助患者，也可以由患者自己扶助肋木、助行架、手杖或腋杖等，或者患者站于平行杠内扶助步行。

当患者的静态平衡稍微改善后，则可以减少辅助的程度，如由两位治疗师扶助减少为一位治疗师扶助，或由扶助助行架改为扶助四脚拐，由四脚拐再改为三脚拐，再改为单脚拐。

当平衡功能进一步改善，不需要辅助站立后，则开始进行独立站立平衡训练。

② 独立站立训练：患者面对镜子保持独立站立位，这样在训练时可以提供视觉反

馈，协助调整不正确的姿势。独立站立并可保持平衡达到一定的时间，就可以进行他动态站立平衡训练。

(2) 他动态平衡训练：患者面对镜子保持独立站立位。

① 在硬而大的支撑面上训练：患者站在平地上，双足分开较大的距离，有较大的支撑面，利于保持平衡。治疗师站于患者旁边，向不同方向推动患者，可以逐渐增加推动的力度和幅度，增加训练的难度。

② 在软而小的支撑面上训练：随着平衡功能的改善，可以由硬的支撑面改为软而小的支撑面。例如，站在气垫上或软的床垫上等。也可以缩小支撑面，并足站立，或单足站立。然后治疗师向各个方向推动患者，使其失衡后再恢复平衡。

③ 在活动的支撑面上训练：可以提供活动的支撑面给患者站立，如平衡板，进一步增加训练的难度。然后治疗师向各个方向推动患者。

(3) 自动态平衡训练：患者仍需要面对镜子站立，治疗师站于患者旁边。自动态平衡的训练方法较多，具体如下。

① 向各个方向活动：站立时足保持不动，身体交替向侧方、前方或后方倾斜并保持平衡；身体交替向左右转动并保持平衡。

② 左右侧下肢交替负重：左右侧下肢交替支撑体重，每次保持 5～10s，治疗师需特别注意监护患者，以免发生跌倒，也需注意矫正不正确的姿势。

③ 太极拳运手式训练：可以采用太极拳的运手式进行平衡训练。运手式是身体重心一个连续的前后左右的转移过程，同时又伴随上肢的运动，因而是训练平衡的一种实用方法。

④ 触碰治疗师手中的物体：治疗师手拿物体，放于患者的正前方、侧前方、正上方、侧上方、正下方、侧下方等各个方向，让患者来触碰物体。

⑤ 抛接球训练：在进行抛接球训练时可以从不同的角度向患者抛球，同时可逐渐增加抛球的距离和力度来增加训练的难度。

⑥ 伸手拿物：拿一物体放于地面上距离患者不同的地方，鼓励患者弯腰伸手去拿物体。

⑦ 平衡测试仪训练：平衡测试仪除了可以用来客观地评定平衡功能，还可以用于平衡功能的训练。训练时，患者双足放在测试仪的测力平台上，在仪器的显示屏上通过不同的图标来显示双足所承担的体重。正常人每侧足承受体重的 50%，通过有意识地将体重转移到一侧下肢，可以提高对自动态平衡能力的训练。

在进行站立位平衡训练时，要注意随时纠正患者的站立姿势，防止患膝过伸等异常姿势。

7.1.7　特殊的平衡训练

特殊的平衡训练主要包括 Frenkel 平衡体操训练、前庭功能的训练以及本体感觉训练 3 项。

1. Frenkel 平衡体操训练

Frenkel 平衡体操训练是中枢神经系统再学习的训练技术。其训练的主要原则为先简单后复杂、先粗后细、先快后慢，从残疾较轻的一侧开始系统有序地训练。患者通过视、听、触的代偿强化反馈机制，反复学习和训练基本动作，能熟练掌握后逐渐再学习复杂动作，以不同的协调运动模式，控制重心变化，建立新的平衡。其训练方法如下。

1)　卧位

患者平卧于治疗床上，头略高能看到下肢的运动。双下肢轮流伸展、屈曲、上抬及保持平衡悬空位。

2)　坐位

患者坐在椅子上，两手握住前面的肋木，两足后移，上身前屈，重心移到足上，起立、坐下、轮流用脚尖点击地面上所画的点等。

3)　立位

患者两足分开再靠拢；身体左右、前后晃动；交替单足站立并保持平衡；平行杠内双手抓握或不抓握扶杠，左右晃动身体保持平衡。

4)　步行

患者立位，练习重心移动横走、前进、后退、原地转及双足轮流跨越障碍，走横 8 字训练等。

5)　手运动

指导患者依次从大到小，有节律地用手来指桌上粉笔画的球、拔木钉、抓球等训练。

6)　负重

用沙袋做重物或用弹力绷带固定四肢近端关节，以产生阻力感，也可以与其他训练同时进行。

2. 前庭功能的训练

(1)　患者双足尽可能靠拢，必要时双手或单手扶墙保持平衡，然后左右转头。

(2)　患者步行，必要时他人给予帮助。

(3)　患者练习在行走中转头。

患者应双足分开与肩同宽站立，直视前方目标，逐渐使支撑面变窄，即双足间距离缩短至 1/2 足长。在进行这一训练时前臂首先伸展，然后放至体侧，再交叉于胸前，在进行下一个难度训练之前，每一体位至少保持 15s，训练时间总共为 5~15min。患者站立于软垫上，可从站立于硬地板开始，逐渐过渡到在薄地毯、薄枕头或沙发垫上站立。患者在行走中转圈练习，从转大圈开始，逐渐变得越来越小，正反方向轮换练习，如图 7-12 所示。

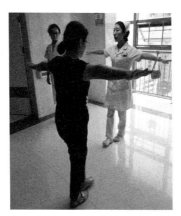

图 7-12　前庭功能的训练

前庭主要是感受人体运动时的加速度或减速度。对于前庭功能障碍的患者，平衡功能的训练方法有其独特性。双侧前庭功能完全丧失的患者，或前庭功能障碍合并视觉或本体感觉障碍时，疗效较差。但对部分功能损伤的患者，则可以通过训练得到改善。

此外，还可以让患者坐在可以转动的椅子上，如电动轮椅，进行前庭旋转训练，具体方法如下。

(1) 患者坐在可转动的椅子上，头直立轻靠在椅背上，脚放在踏板上身体放松，并加 3 条安全绑带，分别绑住患者的胸部、下腰部和脚踝部。通过治疗师控制旋转的速度，使患者被动感受加速度的变化。

(2) 患者睁眼平躺于转椅上，转椅逆时针加速至 180/s，按治疗师口令进行左右主动转头运动，5min 头部运动后，转椅减速停止，休息 5min 后，患者闭眼，顺时针加速至 180/s，再次做头部左右转动运动，5min 后，转椅减速停止。

(3) 患者睁眼坐于转椅上，头与躯干成 90°，转椅逆时针加速至 180/s，按治疗师口令做头前倾运动，共 6 次，转椅减速停止；休息 5min 后，闭眼顺时针加速至 180/s，再做头前倾运动 6 次，然后转椅减速停止。

3. 本体感觉训练

本体感觉主要感受关节的位置。具体训练方法如下。

(1) 下肢开链运动。不能站立的患者，可在卧位进行双下肢交替屈曲、伸展练习，内收、外展练习等。

(2) 下肢闭链运动。背部靠墙而立，双足肩宽，保持不动，进行下蹲、站起训练，速度可由慢逐渐加快。

(3) 平衡板训练。患者站于平衡板上，进行重心转移训练，速度快慢交替。

(4) 在棉垫上训练。在棉垫上进行重心转移、外力干扰训练、抛接球训练和行走等。棉垫是软的支撑面，因而在棉垫上进行平衡训练，有助于改善本体感觉。

(5) 复杂行走。练习前进、后退、侧向走、8 字走及 S 形走、绕过障碍物行走、上下楼梯，等等，速度需快慢交替。

(6) 在复杂地面上行走。在行走的路线上放置高矮不同的台阶，或硬度不同的小棉垫，或台阶和棉垫交替放置，让患者在上面行走。

7.2 平衡协调功能训练的应用

平衡协调功能训练的目的是帮助每个人在不同的环境条件下维持自身的稳定性和平衡功能。在正常情况下，当人体重心垂线偏离稳定基底时，身体会通过主动或反射性的活动使重心垂线返回到稳定基底内。

协调训练
实施建议

7.2.1 协调功能训练

协调功能训练强调动作的完成质量，要掌握协调功能训练方法，须先了解协调功能的影响因素和协调功能训练的原则。

1. 协调功能的影响因素

(1)　与协调功能有关的感觉作用。视觉、本体感觉与协调功能有重要关系。视觉对协调功能有补偿作用，本体感觉同样有益于协调功能的维持。

(2)　与协调功能有关的运动控制系统。中枢神经系统和肌肉骨骼系统的功能越接近正常，则协调功能越接近正常。

(3)　动作的频率。协调动作的频率越低，越易保持协调；反之，协调动作的频率越高，则越易失去协调性。

(4)　其他因素，如精神、心理、认知和患者的主动性等。患者有抑郁或焦虑情绪会影响协调训练的效果，认知功能差则训练效果可能不明显，主动性差也会影响训练效果。

2. 协调功能训练原则

1)　协调功能训练的目的

改善动作的质量，即改善完成动作的方向和节奏、力量和速度，以达到准确的目标。

2)　协调功能训练的基本原则

(1)　由易到难，循序渐进：先进行简单动作的练习，掌握后，再完成复杂的动作，逐步增加训练的难度和复杂性。

(2)　重复性训练：每个动作都需重复练习，才能起到强化的效果，这种动作才能被大脑记忆，从而促进大脑的功能重组，进一步改善协调功能。

(3)　针对性训练：针对具体的协调功能障碍而进行针对性的训练，这样更具有目的性。

(4)　综合性训练：协调功能训练不是孤立进行的，即在进行针对性训练的同时，也需要进行其他相关的训练，如改善肌力的训练、改善平衡的训练，等等。

3. 协调功能训练方法

协调功能训练的方法与平衡功能训练方法基本相同，二者的区别在于侧重点不同。

平衡功能训练侧重于身体重心的控制，以粗大动作、整体动作训练为主；协调功能训练侧重于动作的灵活性、稳定性和准确性，以肢体远端关节的精细动作、多关节共同运动的控制为主，同时强调动作完成过程的质量，如动作的完成是否正确、准确，在完成过程中有没有出现肢体的震颤等。协调功能评定的方法有指鼻试验、轮替试验等，这些动作既可以用来进行评定，同时也可以用来进行协调功能训练。具体的训练方法主要包括轮替动作的练习和定位的方向性动作练习两个方面。

7.2.2　上肢协调训练

上肢协调训练包括轮替动作练习、方向性动作练习、节律性动作练习和手眼协调练习。

1)　轮替动作练习

(1)　双上肢交替上举：左右侧上肢交替举过头顶高度，手臂尽量保持伸直，并逐渐加快练习的速度。

(2)　双上肢交替摸肩上举：左右侧上肢交替屈肘，摸同侧肩，然后上举。

(3)　双上肢交替前伸：上肢要前伸至水平位，并逐渐加快速度。

（4）交替屈肘：双上肢起始位为解剖位，然后左右侧交替屈肘，手拍同侧肩部，逐渐加快速度。

（5）前臂旋前、旋后：肩关节前屈 90°，肘伸直，左右侧同时进行前臂旋前、旋后的练习，或一侧练习一定时间，再换另一侧练习。

（6）腕屈伸：双侧同时进行腕屈伸练习，或一侧练习一定时间，再换另一侧练习。

（7）双手交替掌心拍掌背：双手放于胸前，左手掌心拍右手掌背，然后右手掌心拍左手掌背，如此交替进行，逐渐加快速度。

2）方向性动作练习

（1）指鼻练习：左右侧交替以食指指鼻，或一侧以食指指鼻，反复练习一定时间，再换另一侧练习。

（2）对指练习：双手相应的手指互相触碰，由拇指到小指交替进行；或左手的拇指分别与其余四个手指进行对指，练习一定时间，再换右手，或双手同时练习。以上练习同样要逐渐加快速度。

（3）指敲桌面：双手同时以五个手指交替敲击桌面，或一侧练习一定时间，再换另一侧练习。

（4）其他：画画、下跳棋，等等。

3）节律性动作练习

以上的轮替动作和方向性动作练习过程中，每一个动作练习都需注意节律性，先慢后快，反复多次练习，逐步改善协调能力。

4）手眼协调练习

（1）插木棒、拔木棒：从大到小，依次将木棒插入孔中，然后再将木棒拔出，反复多次练习。

（2）抓物训练：比如将小球放在桌子上，让患者抓起，然后放在指定的位置；或者将花生、黄豆等排放在桌子上，让患者抓起放入小碗中。

（3）画画或写字：无论是画画还是写字，开始可以让患者在已有的画上或字上描写，然后在白纸上画或写。

（4）下跳棋、拼图或堆积木等：这些作业训练均有助于提高手眼协调能力。

7.2.3　下肢协调训练

下肢协调训练包括轮替动作练习、整体动作练习和节律性动作练习。

1. 轮替动作练习

（1）交替屈髋：仰卧于床上，膝关节伸直，左右侧交替屈髋至90°，逐渐加快速度。

（2）交替伸膝：坐于床边，小腿自然下垂，左右侧交替伸膝。

（3）坐位交替踏步：坐位时左右侧交替踏步，并逐渐加快速度。

（4）拍地练习：足跟触地，脚尖抬起做拍地动作，可以双脚同时或分别做。

2. 整体动作练习

（1）原地踏步走：踏步的同时双上肢交替摆臂，逐渐加快速度。

(2) 原地高抬腿跑：高抬腿跑的同时双上肢交替摆臂，逐渐加快速度。

(3) 其他：跳绳、踢毽子，等等。

3. 节律性动作练习

同上肢协调训练一样，下肢的轮替动作和整体动作练习过程中，也需注意节律性，先慢后快，反复多次练习，逐步改善协调能力。

协调训练开始时均在睁眼的状态下进行，当功能改善后，可根据具体情况，将有些训练项目改为闭眼状态下进行，以增加训练的难度，如指鼻练习、对指练习，等等。

7.3 本 章 小 结

人体平衡涉及三个主要环节。感觉输入：人体站立时身体所处位置与地球引力及周围环境的关系通过视觉、躯体感觉、前庭觉的传入而被感知。中枢整合：感觉信息在多级平衡觉神经中枢中进行整合加工，并形成运动的方案。运动控制：中枢神经系统在对多种感觉信息进行分析整合后下达运动指令，控制姿势变化，将身体质心调整到原来的范围内或重新建立新的平衡。

思考练习题

1. 平衡功能与协调功能的定义是什么？
2. 维持平衡功能的因素有哪些？平衡功能如何分类？
3. 平衡协调功能康复训练的适应症和禁忌症是什么？
4. 如何设计静态平衡和动态平衡训练？
5. 如何设计多块肌肉的协调动作训练？
6. 平衡训练的基本原则是什么？协调训练的要点是什么？

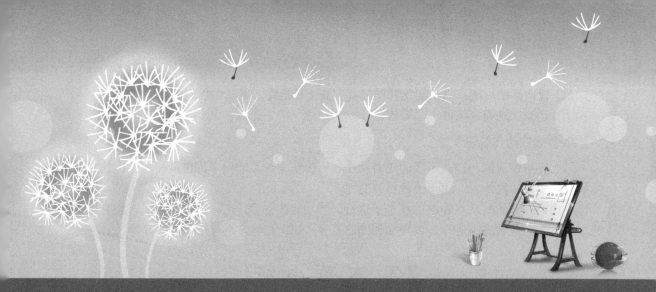

第 8 章　神经肌肉易化技术

PNF，即本体感觉神经肌肉促进疗法，是一种基于人体发育学和神经生理学原理的治疗技术。它依据人类在正常生活功能活动中常见的动作模式创立，最初用于治疗各种神经肌肉瘫痪患者，并被证实非常有效。后来，PNF 也被证明能够帮助那些在肌肉力量、运动控制、平衡和耐力方面存在问题的患者，如脊髓损伤、骨关节和周围神经损伤、脑外伤和脑血管意外等。PNF 包括基本原理、动作模式、一般技术和特殊技术，以肌肉放松和偏瘫为例，介绍治疗思路并应用于康复实践。

8.1　神经肌肉促进疗法的操作方法

PNF 技术或疗法被广泛应用于运动性疾病、中枢神经系统疾患、外周神经损伤及骨科疾患等的治疗。

神经肌肉促进疗法原理

8.1.1　基本原理

1. 治疗原理

充分挖掘个体潜能，所有个体都有未开发的潜能；利用各种反射，早期运动由反射活动控制，成熟运动通过姿势反射得到强化；按照正常发育顺序，从头到脚，由近及远；拮抗肌平衡，早期动作是在屈肌和伸肌优势交替转换中发展的；正常运动与姿势取决于协同作用与拮抗肌的相互平衡；动作发展是按照运动和姿势的总体模式的一定顺序进行的；动作能力的提高依赖于动作的学习，重复所学动作，反复刺激和重复动作可促进和巩固动作的学习，发展肌力和耐力；强调感觉反馈，借助视觉、听觉、前庭觉、本体感觉、平衡反应；治疗要有目的，借助促进技术加强有目的性的活动。

2. 神经生理学原理

(1) 后续效应：刺激的效应在刺激停止后仍然继续存在；

(2) 扩散：随着刺激传播与强度反应的增加，其反应可为兴奋性或抑制性；

(3) 空间总和：同时作用于身体的不同部位的弱刺激的组合所引起的兴奋；

(4) 连续诱导：拮抗肌强烈兴奋之后，可引起主动肌的兴奋；

(5) 交互支配(交互抑制)：主动肌与拮抗肌之间的相互作用；

(6) 交互抑制：肌肉收缩时肌梭将兴奋传递到运动神经元，同时将抑制传递到拮抗肌；

(7) 放射论：对较强运动肌肉给予最大的阻力可引起较弱运动肌肉的收缩；

(8) 相继诱导：通过拮抗肌的收缩促进主动肌运动模式的发展；

(9) 肢体运动模式：每个运动模式由屈或伸、外展或内收、内旋或外旋的组合构成。

3. 螺旋对角交叉式的基本原理

1) 运动形式

大多数肌肉的附着点和纤维的排列；自主运动由大量的运动模式，而不是由单一的肌肉运动组成；对角线形式运动是屈伸、内外旋、内收外展三对肌肉的相互作用所形成的运动，是正常发育的最后部分和最高形式；所有对角线形式运动都跨越中线，能促进身体两侧的相互作用；对角线形式的运动总是合并旋转的成分，而旋转是发育的最后、最高形式之一，如图 8-1 所示。

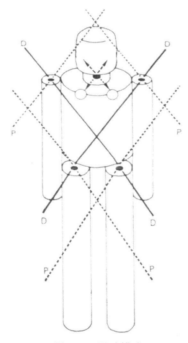

图 8-1　运动模式

2) 特点

(1) 螺旋对角交叉式的运动模式。

(2) 借助于视觉、听觉、前庭感觉、本体感觉、平衡反应。

(3) 屈、伸肌相互交替收缩，以维持一动作或姿势的稳定。

(4) 反复刺激、反复自我学习的过程。

(5) 极具开发潜能、较难掌握的一种技术。

8.1.2 上肢部分

1. 屈伸模式

屈伸模式如图 8-2 所示。

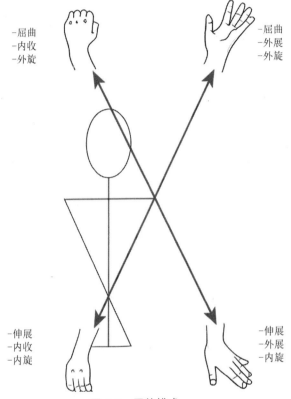

－屈曲
－内收
－外旋

－屈曲
－外展
－外旋

－伸展
－内收
－内旋

－伸展
－外展
－内旋

图 8-2　屈伸模式

(1) 屈曲—内收—外旋，如图 8-3 所示。

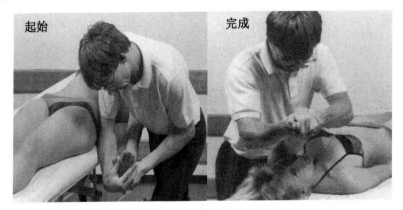

起始　　　　完成

图 8-3　屈曲—内收—外旋

(2) 伸展—外展—内旋，如图 8-4 所示。

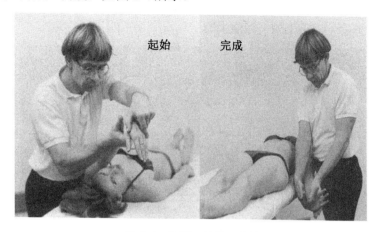

图 8-4 伸展—外展—内旋

(3) 屈曲—外展—外旋，如图 8-5 所示。

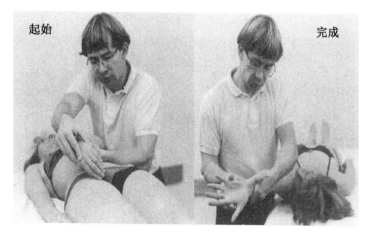

图 8-5 屈曲—外展—外旋

(4) 伸展—内收—内旋，如图 8-6 所示。

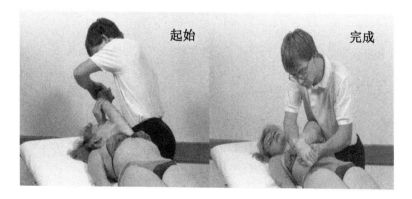

图 8-6 伸展—内收—内旋

2. 体育运动中所见的 PNF 范型

(1) 伸展—内收—内旋范型：网球中的击球、排球中的扣球，如图 8-7 所示。

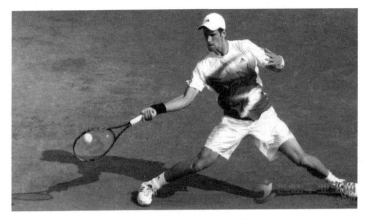

图 8-7　伸展—内收—内旋范型

(2) 屈曲—外展—外旋范型：柔道，如图 8-8 所示。

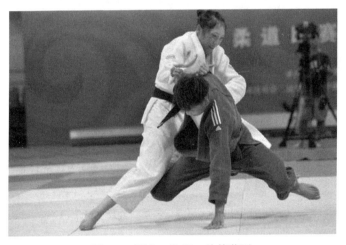

图 8-8　屈曲—外展—外旋范型

(3) 伸展—外展—内旋范型：自由泳。

(4) 屈曲—内收—外旋范型：仰泳。

8.1.3　下肢部分

1. 屈伸模式

屈伸模式如图 8-9 所示。

(1) 屈曲—内收—外旋，如图 8-10 所示。

(2) 伸展—外展—内旋，如图 8-11 所示。

(3) 屈曲—外展—内旋，如图 8-12 所示。

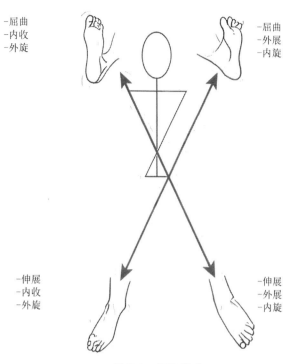

图 8-9　屈伸模式

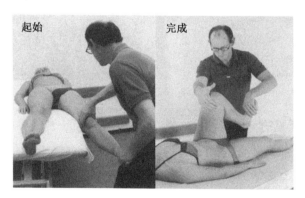

图 8-10　屈曲—内收—外旋

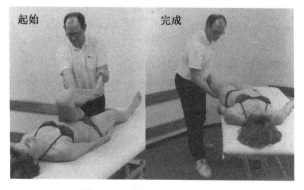

图 8-11　伸展—外展—内旋

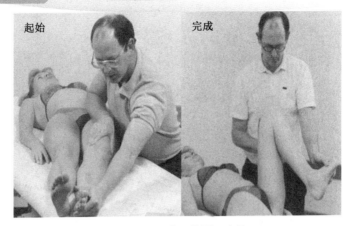

图 8-12　屈曲—外展—内旋

(4) 伸展—内收—外旋，如图 8-13 所示。

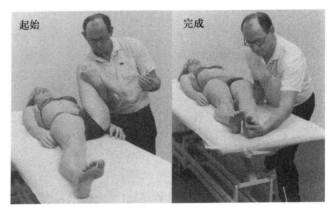

图 8-13　伸展—内收—外旋

2. 体育运动中所见的 PNF 范型

体育运动中所见的 PNF 范型如图 8-14、图 8-15 所示。

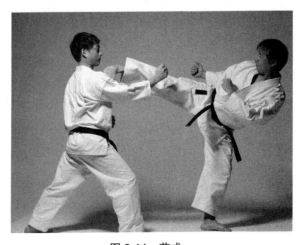

图 8-14　范式一

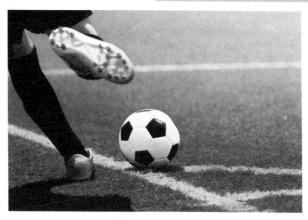

图 8-15　范式二

(1) 伸展—内收—内旋范型：柔道。
(2) 屈曲—外展—内旋范型：空手道。
(3) 伸展—外展—内旋范型：柔道。
(4) 屈曲—内收—外旋范型：足球。

8.1.4　操作方法

1. 用手刺激

用手刺激是以手掌直接接触肌肉、肌腱和关节，对其机械感受器给予刺激，原则要求以手掌部的蚓状肌接触，不要用指甲顶住患者的肢体，在手掌接触肌体时应根据需要对其施加不同的压力，同时要有熟练的技巧给予抵抗，方能引起正确的运动和方向。

2. 蚓蚓状手势

蚓蚓状手势是在肢体运动方向上任何一点施加相反的压力，将刺激协同肌强化运动，蚓状肌抓握能使治疗师很好地控制运动，不会因挤压或给予身体骨骼的压力太大而引起患者疼痛，如图 8-16 至图 8-18 所示。

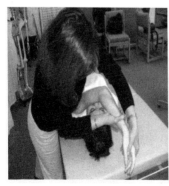
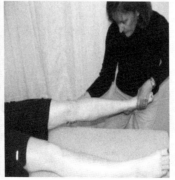
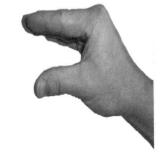

图 8-16　蚓蚓状手势一

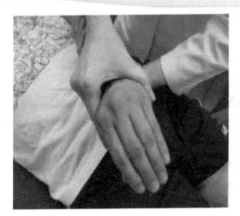
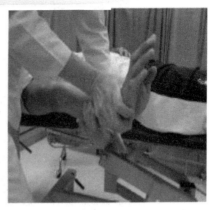

图 8-17　蚯蚓状手势二

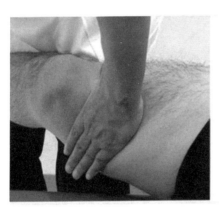
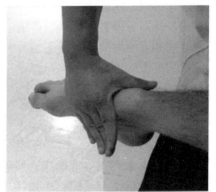

图 8-18　蚯蚓状手势三

3. 口令和交流

在治疗前，理疗师需要向患者详细说明治疗过程，包括让患者的眼睛追踪理疗师的手或患者肢体的运动方向。这是因为视觉具有强烈的空间感；同样，听觉也具有很好的时间感，声调的模式对听觉是一种刺激。在进行强烈抵抗的运动时，可以利用这种刺激。而在患者稍作努力即可完成的动作中，可以使用适当的中等强度的鼓励性语言刺激。对于某些感到恐惧或紧张的患者，应采用柔和的声调刺激，如多鼓励、多交谈等。总之，无论患者处于何种状态，理疗师在用词上都应使用易于患者理解的语言，并注意自己的发音音调。

- 屈曲模式——"拉"。
- 推广模式——"推"。
- 等距——"持有/放松"。

言语口令应告诉患者做什么以及何时做。口令必须是清晰明确的，口令的顺序对于患者的反应、治疗师的手以及阻力之间的协调至关重要。口令指导运动和肌肉收缩的开始，口令也帮助患者校正运动。

4. 牵张反射

(1) 拉伸有利于延长更强的肌肉收缩。

(2) 牵引在于肌肉被拉长形成牵张反射。

（3）疼痛时禁止继续，如图 8-19 所示。

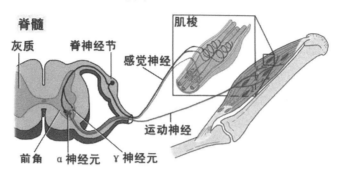

图 8-19　牵张反射示意图

5. 牵引和挤压

1）牵引

延展肌肉：通过牵引可以拉长肌肉，增加肌肉的柔韧性。

减少关节受压：牵引有助于减轻关节承受的压力。

关节活动的起始点：牵引可作为关节活动的起始动作，为后续活动做准备。

刺激等张收缩：牵引可以激发肌肉的等张收缩，增强肌肉力量。

2）挤压

关节受压：挤压动作会增加关节的压力，有助于刺激关节的稳定性。

刺激伸展：挤压可以促进肌肉和软组织的伸展。

促进等长收缩和稳定性：挤压动作有助于增强肌肉的等长收缩能力，提高关节的稳定性。

"快速"诱发姿势反射：快速的挤压动作可以诱发姿势反射，增强肌肉的反应速度。

"保持"主动控制空间位置：在挤压动作中保持一定的姿势，可以加强主动控制身体在空间中的位置的能力。

6. 阻力

（1）对主动收缩的肌肉施加阻力，对本体感觉的促进最为有效——最佳的阻力能够促进技术强度与阻力强度之间的正相关关系。阻力的施加取决于肌肉收缩的方式。

等张收缩：包括向心性收缩和离心性收缩。

等长收缩：主要提供稳定性。

（2）最大阻力的应用。对较强的肌群施加阻力，以便兴奋能够向较弱的肌群扩散；所谓的最大是相对的，不能大到使患者在收缩时发生震颤或无法完成最大范围的 ROM 运动。在临床上，适用于最大阻力的情况是运动能够在所有所需的 ROM 内进行，且患者能够容忍的抵抗/阻力。通过重复动作，可以提高肌肉耐力。

对主动收缩的肌肉施加阻力，对本体感觉促进最有效技术的强度与阻力的强度正相关。阻力的施加取决于肌肉收缩的方。

等张收缩：包括向心性收缩和离心性收缩。

等长收缩：主要提供稳定性。

7. 时间顺序的强调

可用纠正异常时间顺序的肌肉收缩模式，时间顺序是在任何运动中肌肉收缩的顺序，其目的是保证运动的协调。

8. 视觉刺激

(1) 来自视觉系统的反馈能促进更有力的肌肉收缩。

(2) 用视觉帮助患者控制和纠正体位和运动。

(3) 眼睛的移动将影响头和身体的运动，如图 8-20 所示。

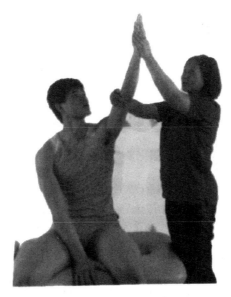

图 8-20 视觉刺激

9. 体位和身体力学

根据病人的情况，靶向肌肉，决定病人的体位。治疗师身体需要与运动的方向或施力的方向成一条直线。

运用躯干的力量，手与上肢相对处于放松状态，感觉病人反应，如图 8-21 所示。

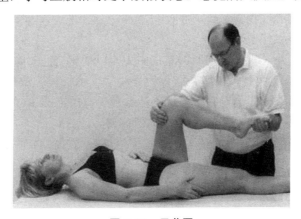

图 8-21 示范图

8.1.5　特殊技术

1. 节律性启动

(1) 特点：在预定范围内有节律地活动，从被动运动逐渐过渡到主动抗阻运动。

(2) 适应症：适用于起始运动困难、运动速度不适宜(太慢或太快)、运动不协调或无节律、全身紧张的患者。

(3) 做法：治疗师在可动范围内进行被动关节活动，并用口令调整运动节律。让患者在预定范围内向一个方向用力，而相反方向的运动由治疗师被动扶助完成。治疗师逐渐增加阻力，并用口令保持节律。例如，坐位躯干屈曲训练。

2. 复合等张

(1) 特点：一肌群(原动肌)进行向心性、离心性、等长性收缩，中间不伴有放松的时间。

(2) 适应症：适用于离心控制能力低、协调性差、主动活动范围减低的患者。

(3) 做法：在主动活动过程中，治疗师施加阻力(向心性收缩)，活动终末让患者保持该位置(等长收缩)，获得稳定性后指导患者缓慢回到初始位置(离心性收缩)。注意：离心性收缩也可先于向心性收缩。例如，髋关节屈曲训练。

3. 拮抗肌逆转

拮抗肌反转技术包括动态反转、稳定性反转、节律性反转、反复牵拉。

1) 动态反转

(1) 特点：主动运动从一个方向(主动肌)转变到其相反方向(拮抗肌)，不伴有停顿式放松。

(2) 目的：增加主动关节活动范围，增强肌力，发展协调性(平稳的运动反转)，预防或减轻疲劳，增加耐力。

(3) 适应症：适用于主动关节活动范围下降，主动肌无力，运动方向改变能力降低，锻炼的肌肉开始疲劳的患者。

(4) 做法：治疗师在患者活动的一个方向上施加阻力，通常是更强的或更好的方向。达到理想的活动度末端时，治疗师换手把阻力加在运动部分的远端，并发出准备改变方向的指令。在理想的活动度末端时，治疗师给患者改变方向的口令，不放松，并在远端新的运动方向上施加阻力。当患者开始向反方向运动时，治疗师变换新的抓握，使所有阻力均加在新的方向上。

2) 稳定性反转

(1) 特点：施加足够的阻力对抗交替等张收缩以防止运动。指令是动态的命令(如"推我的手")，但治疗师只允许很小的运动出现。

(2) 目的：促进稳定和平衡，增加肌力，增强主动肌与拮抗肌之间的协调性。

(3) 适应症：适用于稳定性降低、肌无力患者不能做等长肌肉收缩的情况。

(4) 做法：治疗师给患者施加阻力，在最强壮的方向开始，同时让患者对抗阻力，不允许有运动出现，挤压或牵拉应该用于增加稳定。当患者达到最大抵抗力之后，治疗师用一只手在另一方向上施加阻力。当患者对新方向的阻力有反应后，治疗师用另一只手在新的方向上施加阻力。

3）节律性反转

(1) 特点：交替的等长收缩对抗阻力，不存在有意识的运动。

(2) 目的：增加主动和被动关节活动度，增强肌力，增强稳定和平衡，减轻疼痛。

(3) 适应症：适用于关节活动度受限，疼痛，特别是运动时关节不稳，拮抗肌群无力，平衡能力降低的情况。

(4) 做法：治疗师对主动肌群的等长收缩施加阻力，患者保持这一位置不动。缓慢增加阻力，使患者产生同样大的对抗力。当患者充分反应时，治疗师用一只手在远端对拮抗肌的运动施加阻力。当阻力改变时，治疗师和患者都不放松。同时使用静态口令，如"保持在这里""不要被我推动"。新的抗阻能力慢慢产生。当患者有反应时，治疗师用另一只手也施加阻力于拮抗肌。反转地重复进行，次数根据需要而定；也可以配合牵拉和挤压。

4. 反复牵拉

(1) 特点：引发牵张反射(只能牵拉肌肉，不能牵拉关节结构)。

(2) 适应症：适用于肌无力、疲劳、运动意识减低的患者。

(3) 做法：在预定模式下，使肌肉得到完全牵伸，之后给准备口头指导。在被拉长的肌肉上给一个快速牵伸或拍打，进一步激活牵张反射。同时给口头指导引导病人主动用力，引发肌肉的反射性和随意性收缩。例如，牵伸下肢的屈曲。

注意事项：反复收缩的方法不能用于关节不稳定、疼痛、骨折或骨质疏松、肌肉或肌腱损伤的部位。

5. 收缩—放松 (CR)

1）收缩—放松：直接治疗

(1) 特点：抗阻等张收缩，之后放松或在新的活动度内活动，如图 8-22 所示。

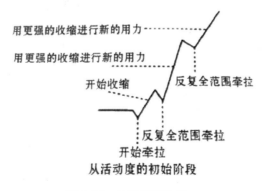

图 8-22 抗阻等张收缩

(2) 适应症：适用于关节活动度受限者。

(3) 做法：关节活动至可动范围的终末，要求病人向相反的方向用力，治疗师施加阻力，然后要求病人放松，至少 5 秒，然后再主动或被动活动至新的活动度，可反复进行直至不能再获得新的活动度。例如，肩的屈曲外展外旋。

2）　收缩—放松：间接治疗

做法：通过主动肌收缩以代替短缩的拮抗肌。当受限肌肉疼痛剧烈或太弱而不能产生有效的收缩时，可以使用间接方法。

6. 保持—放松 (HR)

1）　保持—放松：直接治疗

(1)　特点：抗阻等长收缩后放松。

(2)　适应症：适用于被动关节活动度减低，等张收缩力过强、疼痛的患者。

(3)　做法：被动关节活动至可动范围的终末或无痛的终点，治疗师在相反的方向施加阻力，要求拮抗肌做等长收缩，缓慢施加阻力，不允许产生关节活动。放松过程中逐渐去除阻力。例如，增加髋关节屈曲的活动度。

2）　保持—放松：间接治疗

(1)　指征：受限的肌肉收缩时疼痛明显。

(2)　做法：患者置于舒适的体位。治疗师在无痛的范围内使患者主动肌进行抗阻等长收缩，逐渐增加阻力并保持在不引起疼痛的水平，放松时阻力缓慢减小。

7. 重复

(1)　特点：促进功能活动的运动学习技术，教患者一个运动或活动的结果对功能性工作和自理活动是非常重要的。

(2)　目的：教患者运动的末端位置(运动的结果)。当主动肌收缩时，评价其保持收缩的能力，如图 8-23 所示。

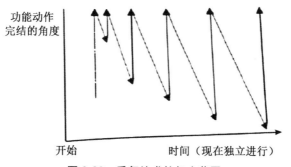

图 8-23　重复技术的起止范围

8. CR 与 HR 的对比

CR 与 HR 的不同点仅在于不做等长收缩而做等张收缩，此技术同样可以增大 ROM。有些学者发现，HR 和 CR 不但可使同侧的 ROM 增大，而且可使对侧的 ROM 也增大，并可防止肌萎缩。

8.1.6　组合运动模式

1. 两侧上肢和下肢的运动

两侧上肢和下肢的运动，如图 8-24 所示。

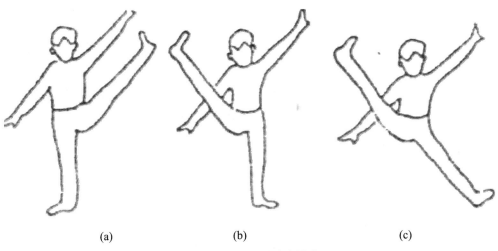

　　(a)　　　　　　　　　(b)　　　　　　　　　(c)

图 8-24　上下肢结合模式

(1)　(a)为同侧运动模式。

(2)　(b)为异向运动模式。

(3)　(c)为对角线交互运动模式。

2. 上肢的组合运动

上肢的组合运动，如图 8-25、图 8-26 所示。

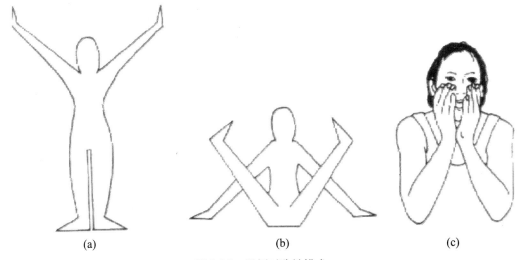

　　(a)　　　　　　　　　(b)　　　　　　　　　(c)

图 8-25　双侧对称性模式

1)　对称性组合运动

(1)　(a)为上肢模式。

(2)　(b)为下肢模式。

(3)　(c)为上肢模式应用。

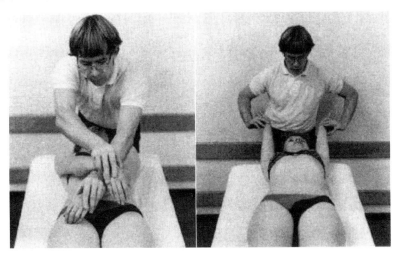

图 8-26　实际示范

2)　不对称组合运动

两侧不对称性的上提运动如图 8-27、图 8-28 所示。

3)　交互组合运动

两侧不对称性的下砍(劈)运动如图 8-29、图 8-30 所示。

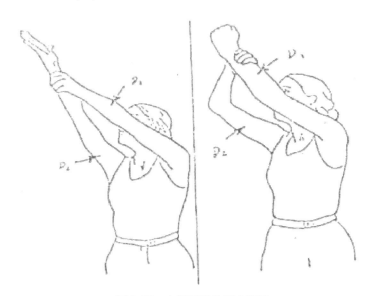

图 8-27　上肢不对称屈曲运动

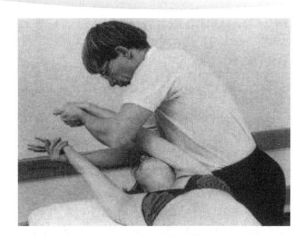

图 8-28　实际示范

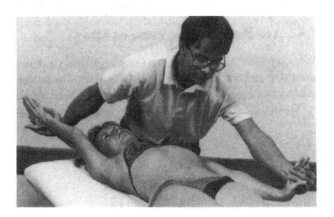

图 8-29　实际示范

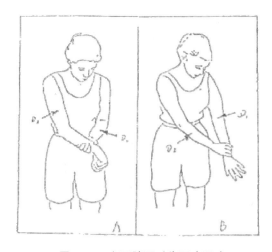

图 8-30　上下肢不对称下砍运动

3. 下肢的组合运动

(1)　两下肢的对称组合运动如图 8-31 所示。

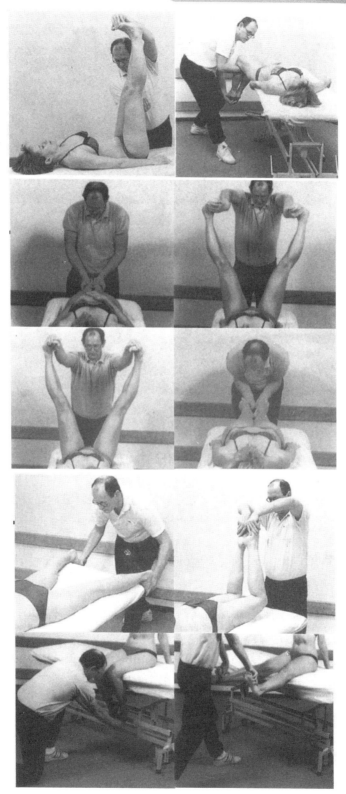

图 8-31　两下肢的对称组合运动

(2) 两下肢的不对称组合运动如图 8-32 所示。

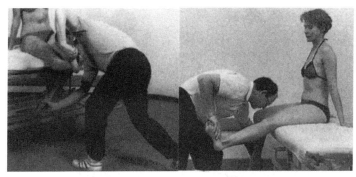

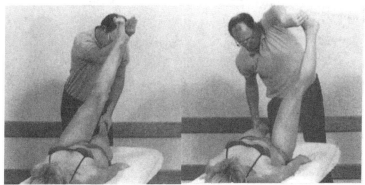

图 8-32　两下肢的不对称组合运动

8.2　神经肌肉促进疗法的应用

PNF 技术
实施建议

神经肌肉促进疗法是一种康复治疗方法，它通过增强刺激运动感觉和体态感觉，同时模拟人在日常生活中的多肌肉协调运动。

8.2.1　应用思路

1. 治疗前评估

有效的治疗取决于完整和精确的评估，以确定患者的功能和功能障碍的范围。PNF 治疗试图帮助每位患者获得尽可能高的功能水平。根据评估结果建立总体的和特殊的目标，既有短期目标，也有长期目标；然后确定治疗计划以达到这些目标。随着患者功能水平的提高，后续的评价可以指导治疗师调整患者的治疗方案。

1)　功能范围的评估

(1)　有无疼痛。

(2)　肌肉力量水平。

(3)　肢体的移动能力和关节的稳定性。

(4)　肢体活动的控制能力和协调性。

2)　功能障碍水平的评估

(1)　全身功能的丧失：静态的，丧失保持固定体位的能力；动态的，丧失运动能力和控制运动的能力。

（2）功能丧失的原因：疼痛；关节活动范围减少，关节受限；肌肉无力；感觉或本体感觉丧失；视力、听力缺陷；运动控制能力丧失；缺乏耐力。

2. 治疗目标

在评估之后，治疗师确定总体目标和阶段目标。总体目标表现为功能性活动，阶段目标是每个治疗活动要达到的目标，或是一段治疗时间要达到的目标。

治疗目标举例如下。

1）静态功能障碍

总体目标：一位脑外伤后不能站立的患者达到保持站立平衡。

阶段目标：患者用手臂帮助能保持稳定的桥式姿势 30s。

2）疼痛引起的动态功能障碍

总体目标：一位右膝疼痛的患者在 6min 内跑完 1.6km 而没有诱发膝部疼痛。

阶段目标：患者左膝伸展，右腿保持单腿桥式姿势 30s。

3）由于丧失运动能力引起的动态功能障碍

总体目标：一位中风偏瘫患者使用手杖和踝—足矫形器，能在 2min 内步行 8m。

阶段目标：在没有任何支持的坐位下，患者的重心能从右侧坐骨结节转移到左侧坐骨结节。

3. 治疗计划与治疗设计

治疗师在检查和评估患者现有功能和治疗潜力的基础上，利用有效的治疗方法，形成最佳的治疗方案。PNF 是利用肌肉收缩来产生治疗效果的，因此，治疗师组合并调整适当的程序和技术，以适合每位患者的功能需要。治疗应该是强化的，可以激活患者的潜能而不引起疲劳或疼痛。

1）患者的需求

（1）减轻疼痛。

（2）增加关节活动范围。

（3）增强肌肉力量、协调功能和运动的控制。

（4）增加动态和静态平衡能力。

（5）增加耐力。

2）治疗的设计

治疗师在制定符合患者治疗需求的方案时，需考虑多个因素。

（1）治疗方式的选择。

直接治疗：运用运动治疗技术和引导患者注意力，激活患侧肢体和受累肌肉。

间接治疗：主要针对未受损或受损较轻的身体部位，通过治疗师引导影响受损区域，同时利用未受损部位的注意力和努力以增强治疗效果。

（2）适当活动。确定是选择运动还是稳定，以及肌肉收缩的类型。

（3）患者的最佳体位：考虑因素包括患者的舒适度和安全性、重力作用、双关节肌的作用、治疗进展、反射促进、视觉影响、开链与闭链动作的选择、以及抗痉挛体位等。

（4）技术和程序、模式及其组合。

① 疼痛。

程序：采用间接治疗，无疼痛或紧张的抗阻用力，等长肌肉收缩，双侧活动，牵引，舒适的体位。

技术：节律性稳定，保持—放松，稳定反转。

组合：保持—放松后进行等张组合；节律性稳定后，继以稳定反转或动态反转，先向疼痛范围运动。

② 肌力下降和主动关节活动范围减少。

程序：适当的抗阻，强调顺序，牵拉，牵引或挤压，患者的体位。

技术：在起始范围反复牵拉，在全范围的反复牵拉，等张组合，拮抗肌动态反转。

组合：主动肌(弱肌)全范围反复牵拉与拮抗肌动态反转组合；在活动度范围节律性稳定，继以弱肌反复收缩。

③ 被动关节活动度减少。

程序：强调顺序，牵引，适当地抗阻。

技术：收缩—放松或保持—放松，拮抗肌的稳定反转，节律性稳定。

组合：收缩—放松后继以新的活动范围内等张组合或稳定反转，节律性稳定或稳定反转后继以拮抗肌动态反转。

④ 协调和控制障碍。

程序：促进的模式，手法接触，视觉，适当的言语提示。

技术：节律性启动，等张组合，拮抗肌的动态反转，稳定反转，重复。

组合：节律性启动继以等张组合或拮抗肌反转，等张与稳定反转的组合，等张与动态反转的组合。

⑤ 稳定与平衡功能障碍。

程序：挤压，视觉，手法接触，适当的言语提示。

技术：稳定反转，等张组合，节律性稳定。

组合：拮抗肌动态反转过渡到稳定反转，离心性动态反转过渡到稳定反转。

⑥ 耐力下降。

程序：牵拉反射。

技术：拮抗肌反转，反复牵拉或反复收缩。

(5) 功能性和目标导向的作业。

3) 治疗评价

患者的评估和治疗评价是连续进行的。通过评价每次治疗后的结果，治疗师可以对治疗方案和目标进行调整，如下所示。

(1) 改变治疗程序或技术。

(2) 增加或减少促进：通过改变反射、手法接触、视觉提示、言语提示、牵引和挤压实现。

(3) 增加或减少给予的阻力。

(4) 在患者的功能位进行锻炼。

(5) 进展到更复杂的活动。

8.2.2　PNF 实际应用

1. 实际应用

(1) 骨科伤病。

(2) 运动创伤。

(3) 周围神经损伤。

(4) 中枢神经损伤的前、中、后期。

(5) 早期抗阻使用不当将诱发痉挛和联合反应，以及软组织(如韧带、肌腱)损伤。

2. 接受 PNF 治疗时的安全

治疗对象的问题。

(1) 基础生命指标(血压、心率、呼吸、体温等)。

(2) 掌握治疗对象的身体状况。

(3) 确认是否有禁忌症。

(4) 是否有一般的运动疗法禁忌。

3. 实施 PNF 治疗时的安全

实施者的问题。

(1) 忽视治疗对象的表情、身体状态。

(2) 对治疗对象施加过度的阻力。

(3) 对治疗对象粗暴地肌牵张和牵张反射。

(4) 用手接触时使治疗对象皮肤产生疼痛。

8.2.3　操作程序

1. PNF 牵伸方法

1) 采用保持—放松技术放松肌肉

(1) 操作方法：静态拉伸目标肌肉 10s—让目标肌肉做等长收缩 6s—再次静力拉伸目标肌肉约 30s。

(2) 举例：以牵拉腘绳肌为例，如表 8-1 所示。

表 8-1　牵拉腘绳肌

	肌　肉	收缩种类	感　受	时间/s	幅　度
第一步	腘绳肌	放松	最大承受力	10	中
第二步	腘绳肌	等长收缩	最大收缩能力的 60%～70%	6	不变
第三步	腘绳肌	放松	最大承受力	30	明显增加

最后的拉伸中，由于自身抑制机制被激活，拉伸的幅度要明显增加。

2) 保持—放松与拮抗肌收缩的组合

(1) 操作方法：静态拉伸目标肌肉 10 秒—让目标肌肉做等长收缩 6 秒—再次静力拉伸目标肌肉，同时主动收缩拮抗肌约 30 秒。

(2) 举例：以拉伸腘绳肌为例，如表 8-2 所示。

表 8-2　拉伸腘绳肌

	肌　肉	收缩种类	感　受	时间/s	幅　度
第一步	腘绳肌	放松	最大承受力	10	中
第二步	腘绳肌	等长收缩	最大收缩能力的 60%～70%	6	不变
第三步	腘绳肌	放松/收缩	最大承受力	30	明显增加
	股四头肌				

3) 采用收缩—放松技术放松肌肉

(1) 操作方法：静态拉伸目标肌肉 10s- -让目标肌肉做等张向心收缩 6s—再次静力拉伸目标肌肉，同时主动收缩拮抗肌约 30s。

(2) 举例：以拉伸腘绳肌为例，如表 8-3 所示。

表 8-3　拉伸腘绳肌

	肌　肉	收缩种类	感　受	时间/s	幅　度
第一步	腘绳肌	放松	最大承受能力	10	中
第二步	腘绳肌	等长收缩	最大收缩能力的 60%～70%	6	不变
第三步	腘绳肌	放松/收缩	最大收缩能力	30	明显增加
	股四头肌				

PNF 牵伸方法与静态拉伸方法的区别，如表 8-4 所示。

表 8-4　PNF 牵伸方法与静态拉伸方法的区别

	静态拉伸	PNF 牵伸
适应肌肉	一般的肌肉	过分强化肌肉 提升柔韧性明显
优点	安全性较高 受控制程度高 方便	互动性和好 同时提升力量，改善神经协调
缺点	缺少互动性 过度伸展可能引起受伤 可能降低运动表现	血压升高 受伤的风险
适用人群	适合一般人群 伏案工作的人群	身体姿态有问题的人群 神经受损人群
伸展时机	平时 训练前、中、后期	训练结束时 专门的时间

2. 注意事项

(1) 练习前一定要充分热身，如进行 15min 左右的有氧运动和对准备拉伸肌肉的静态伸展，再进行 PNF 练习。

(2) 肌肉在受伤的情况下，最好不要选择 PNF 练习，容易造成拉伸幅度过大而受伤加重。

（3）第一阶段，在练习的过程中，要思想集中，身心结合，保证动作姿势始终规范，将注意力放在被拉伸的肌肉上，控制好拉伸的幅度。第二阶段，等张收缩的用力强度控制在最大收缩的 60%～70%即可，不宜为爆发性的。第三阶段，最大的拉伸幅度以能感觉到肌肉的绷紧、酸胀为止，而不是疼痛感的出现。

（4）发展肌肉力量和柔韧性有时会产生矛盾。PNF 伸展由于有效地提高即时柔韧性，增大关节的活动幅度，可能使力量减弱，特别是在有些需要强爆发力、肌肉力量的运动项目和技术动作中。

（5）进行 PNF 牵伸练习时，由于对抗性的肌肉用力主动收缩可能造成心率、血压升高，因此，儿童和有心血管疾病的成年人或老年人要注意医务监督。同时 PNF 的不同模式对血压的影响也不同，在制定 PNF 治疗方案时要充分考虑针对不同的对象和目的采用不同的方法。

（6）治疗师在等长收缩或等张收缩时只提供阻力，而在静态伸展阶段只提供助力。

（7）未成年和训练水平较差者少做。练习课中可以加大静态伸展的比例，同一肌肉群一周采用 2 次练习即可。

3. PNF 对偏瘫肩半脱位的治疗

治疗时利用患侧的 PNF 肩胛带模式和患侧的上肢组合模式进行有针对性的训练，具体方法如下。

（1）肩胛向前上提模式：在健侧卧位下，治疗师引导患侧肩胛骨对着患者的鼻尖做向上、向前运动，如图 8-33 所示。

（2）肩胛向后下压模式：在健侧卧位下，治疗师引导患侧肩胛骨朝下段胸椎做向下、向后运动，如图 8-34 所示。

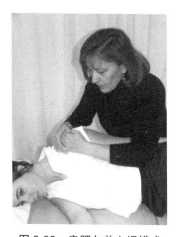
图 8-33　肩胛向前上提模式

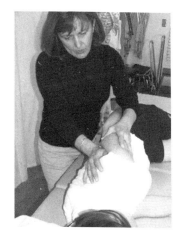
图 8-34　肩胛向后下压模式

（3）肩胛向前下压模式：在健侧卧位下，治疗师引导患侧肩胛骨朝着对侧髂嵴做向下、向前运动，如图 8-35 所示。

（4）肩胛向后上提模式：在健侧卧位下，治疗师引导患侧肩胛骨朝着对侧髂嵴的相反方向做向上、向后运动，如图 8-36 所示。

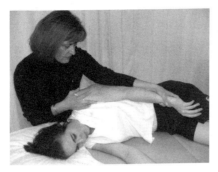

图 8-35　肩胛向前下压模式

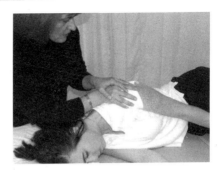

图 8-36　肩胛向后上提模式

8.2.4　治疗机制

针对偏瘫肩半脱位的发生机制，从 PNF 方法中有针对性地选择了部分运动模式对偏瘫肩半脱位进行治疗，以改善肩胛骨和肩关节周围肌肉的活动，增强其肌力，特别是三角肌、冈上肌、冈下肌和小圆肌的力量，如通过肩胛向前上提模式训练肩胛提肌、菱形肌、前锯肌；通过肩胛向后下压模式训练前锯肌(下部)、菱形肌和背阔肌；通过肩胛向前下压模式训练菱形肌、前锯肌、胸大肌和胸小肌；通过肩胛向后上提模式训练斜方肌和肩胛提肌。通过上肢模式训练三角肌、肱二头肌、喙肱肌、冈上肌、冈下肌和小圆肌；通过躯干上提模式加强对三角肌、冈上肌、冈下肌和小圆肌的训练。同时，在肩胛向前上提模式中，通过肩胛骨的向上、向前运动，纠正肩胛骨的位置，恢复肩关节的"锁定机制"。此外，在使用上述运动模式训练时，通过节律性启动技术改善运动的感觉，使运动的节律正常化；通过拮抗肌反转技术减少疲劳、增加力量和主动关节活动度以及协调和平衡功能；通过稳定反转技术有意识地加强对三角肌和冈上肌的训练。

8.3　本 章 小 结

PNF 法在正常人和运动员中的运用逐渐受到运动医学界的关注，主要用于改善身体的柔韧性。PNF 法通过对肌群的促进、抑制、增强肌力、放松来达到提高功能活动的目的。其方法常常是在同伴的协助下，被动地收缩和放松肌肉，以达到目的。PNF 法能有效改善柔韧性的机制，是基于牵张反射和拮抗肌反射性放松等伸展反射的神经生理现象。

思考练习题

1. 简述神经生理学原理。
2. 简述螺旋对角交叉式的基本原理。
3. PNF 有哪些基本操作技术和要求？
4. PNF 的特殊操作手法有哪些？各自的主要治疗作用是什么？
5. 请简述上肢和下肢螺旋对角运动的基本模式，各自有哪些主要参与肌肉？
6. 以偏瘫患者为例，如何实现技术和程序，模式和模式的组合，以达到治疗目的？

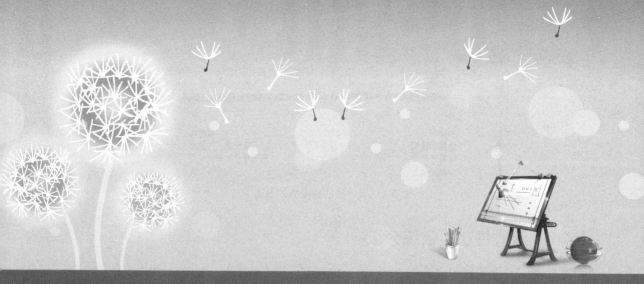

第 9 章　渐进性功能训练

渐进性功能训练近年来在骨骼肌肉系统的康复中应用越来越广泛与深入。本章主要介绍渐进性功能训练的概念、分级和注意事项，并通过上肢、下肢和躯干的主要肌群为例，阐述渐进性功能训练的具体操作方法。

9.1　渐进性功能训练概述

渐进性功能训练概述

9.1.1　渐进性功能训练的定义

渐进性功能训练是一种新兴的运动康复技术，它结合了功能性训练的方法和渐进运动疗法的应用。功能性训练旨在通过训练肌肉和发展肌肉力量，使日常活动变得更容易、更平稳、更安全和更有效率。功能性训练不仅能独立改善人体在日常生活中的功能能力，还能帮助专业运动员提高竞技表现。在渐进运动疗法中，"渐进"指的是肌体逐渐超负荷，使肌体逐渐承受更高水平的生理压力，并通过特定的机能适应对要求做出反应。

渐进性功能训练基于强加需求的特定适应性(SAID)原则，即肌体对施加的负荷要求有专一的适应性。根据 SAID 原则，肌体会因为适应特定的需求而发生改变。在渐进性功能训练中，通过渐进性地增加练习的难度，肌肉会逐渐地、适应性地变得更强壮，发展到更高的力量和耐力水平，达到更强的神经肌肉控制、协调和功能能力。

在不同类型的训练中，可以通过恰当地控制频率、强度、持续时间和(或)训练模式等变量来实现增加肌体负荷。本章涉及的渐进性功能训练着重于通过改变训练模式或种类来实现运动负荷的逐渐变化，关键是如何逐步改变训练模式或特定训练，以产生对肌体系统逐渐的、适宜的超负荷。本章的渐进性功能训练方法遵循从简单到困难的顺序的渐进方式，如图 9-1 所示。

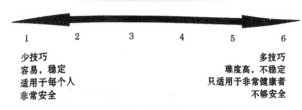

1   2   3   4   5   6

少技巧
容易，稳定
适用于每个人
非常安全

多技巧
难度高，不稳定
只适用于非常健康者
不够安全

图 9-1 渐进性功能训练的渐进方式

9.1.2 渐进性功能训练分级

1. 第一级：肌肉独立训练

这是训练的初始阶段，练习者的重点在于肌肉独立运动，学习有选择性地收缩单块肌肉或肌群。通过增加肌体意识水平和肌肉功能，练习者获得信心。这个等级的训练通常在仰卧位或俯卧位进行，身体尽可能多地与地板或凳子接触，减少稳定肌参与的需要，使训练更安全，最小化损伤风险。在进行这个级别的训练中，重力是唯一被应用的阻力形式，以增强练习者的肌肉意识和肌体如何工作的知识。

2. 第二级：肌肉独立抗阻训练

在第二级，通过器械、重量、增加力臂长度或弹力带和弹力管产生外部阻力，同时保持稳定肌参与最小化。在许多情况下，实际的训练和第一级一样。在第一级和第二级，安全风险和指导者的提示被最小化，所有因素都为一个目的考虑：在保持适宜的姿势或形势下，练习者可以安全、容易、有效地进行这些种类的训练。

3. 第三级：加入功能训练体位

在第三级，训练通常使用坐位或站位进行，对大部分人来说，这是更有功能性的两个体位。与卧位相比，在换成坐位或站位时，练习者的基础支持面减少，所以在训练中增加的难度或挑战是有效地使用稳定肌。在大部分训练方法中，目标肌群仍然是独立的，作为完成动作的主要动力来源。

4. 第四级：功能和阻力的联合增加

第四级由重力、外部附加重量、器材、弹力带或弹力管等联合产生最大化外部阻力，同时，训练会在功能位对练习者的核心稳定肌群使用超负荷，使训练方法更加接近人体的日常功能活动。

5. 第五级：对多个肌群增加阻力，挑战核心稳定性

第五级，每个训练中同时涉及多个肌群和关节的活动。这要求肌肉机能、平衡、协调和躯干稳定推进到一个更高的程度。

6. 第六级：加入平衡，增加功能性挑战、速度和(或)旋转运动

第六级，可能会要求单腿平衡，使用摆动板或平衡球，加入超等长运动，负重合并脊柱旋转或者利用一些运动专项相关的方式进行练习。由于损伤的潜在风险增加，指导者应该小心和谨慎。应该注意，由于每个人疾病史、身体素质和体能水平、参与训练的动机水平不同，许多对象不能完成这个等级中的一些训练。

9.2　上肢渐进性功能训练

操作训练如下。

1. 胸大肌和三角肌前束

胸大肌是上肢的主要动力来源，其锁骨部可完成屈曲肩关节，胸骨部可完成内收和伸展肩关节，联合收缩可以完成水平内收肩关节。三角肌前束的主要功能是屈曲肩关节和水平内收肩关节，在功能活动中，常与胸大肌联合作为主动肌群。

1)　第一级：肌肉独立训练

(1)　仰卧位短杠杆飞鸟。

仰卧位，双膝关节屈曲，脊柱、颈部和肩胛骨保持在中立位。起始姿势为两侧肩关节屈曲 90°，上臂保持在垂直位，肘关节屈曲，平稳地向体侧打开上肢，肘关节保持屈曲，到达水平位后肌群收缩，回到起始位置，如图 9-2 所示。

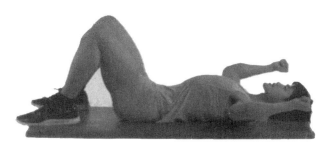

图 9-2　仰卧位短杠杆飞鸟

(2)　仰卧位长杠杆飞鸟。

仰卧位，双膝关节屈曲，脊柱、颈部和肩胛骨保持在中立位。起始姿势为两侧肩关节屈曲 90°，上肢保持在垂直位，肘关节微屈。平稳地向体侧打开上肢，到达水平位后肌群收缩，回到起始位置，如图 9-3 所示。

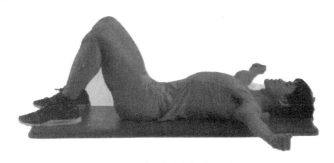

图 9-3　仰卧位长杠杆飞鸟

2)　第二级：肌肉独立抗阻训练

(1)　仰卧位短杠杆抗阻飞鸟。

仰卧位，双膝关节屈曲，脊柱、颈部和肩胛骨保持在中立位。起始姿势为两侧肩关节屈曲 90°，上臂保持在垂直位，肘关节屈曲，双手握哑铃加阻力。平稳地向体侧打开上肢，肘关节保持屈曲，到达水平位后肌群收缩，回到起始位置。应避免上肢分开过宽，如图 9-4 所示。

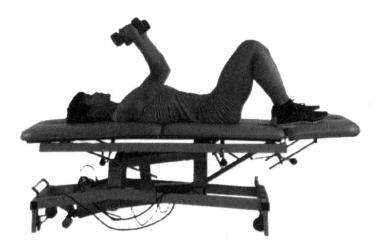

图 9-4　仰卧位短杠杆抗阻飞鸟

(2)　半卧位抗阻飞鸟。

半卧在倾斜支持面(倾斜的角度越大，募集到的三角肌越多)，双脚平放在支持面上，腹肌收缩，脊柱、颈部和肩胛骨保持在中立位。从双上肢垂直于地面肘关节微屈姿势开始，有控制地缓慢张开，直到上臂与胸部处于同一水平。收缩胸肌，回到起始位置。应避免运动范围过大，肘关节和腕关节保持伸展，如图 9-5 所示。

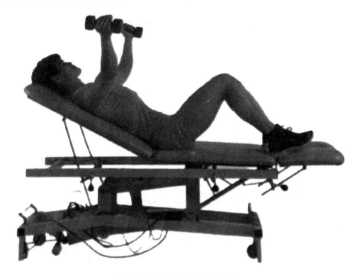

图 9-5　半卧位抗阻飞鸟

3)　第三级：加入功能训练体位

(1)　站立位弹力管练习。

双手握交叉弹性软管，背对墙面固定点、柱子或者搭档，双足前后分开站立，处于最佳的阻力位置。手握弹性管于肩关节前方，软管置于上臂上方。从背部看，头到脚后跟保持在一条直线上。收缩腹肌，保持脊柱、颈部、骨盆和肩胛骨的中立位。在胸部的水平位向前推出，如图 9-6 所示。

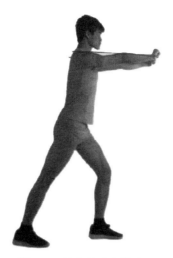

图 9-6　站立位弹力管练习

(2) 仰卧位瑞士球飞鸟。

仰卧于瑞士球上，肩关节、颈部和头靠在球上，与整个下肢保持在平直的位置，臀肌和腹肌收缩。起始，肩关节屈曲 90°，上肢垂直，肘关节微屈。慢慢打开并降低上肢，肘关节保持稳定。收缩胸肌，回到起始位置，如图 9-7 所示。双足并拢可能会增加训练的难度。

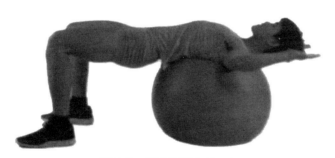

图 9-7　仰卧位瑞士球飞鸟

4) 第四级：功能和阻力的联合增加

(1) 坐位拉力器练习。

坐在板凳上，后背无支撑。脊柱、颈部和肩胛骨保持在稳定的中立位。双上臂平举与胸同高，摆放成飞鸟的姿势，将手柄分别拉向对侧，同时收缩胸肌。控制拉长的阶段，避免运动范围过大。保持肩关节下压，远离两耳，不要耸肩，如图 9-8 所示。

(2) 站位拉力器飞鸟。

背对拉力器站立(使用高位滑轮，拉线交叉)，下肢分立。从背部看，保持从头到脚跟的直线。膝关节自然站立。腹肌收缩，脊柱、颈部和肩胛骨保持在中立位，肘关节微屈。在胸部前面将手柄分别拉向对侧，同时收缩胸肌。控制拉长的阶段，避免运动范围过大，如图 9-9 所示。

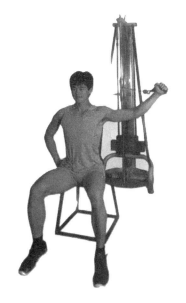

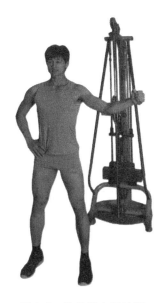

图 9-8　坐位拉力器练习　　　　　　　图 9-9　站位拉力器练习

5)　第五级：对多个肌群增加阻力，挑战核心稳定性

(1)　俯卧撑。

使身体由头到足保持在一条直线上，整个身体平直，保持中立位，如图 9-10 所示。

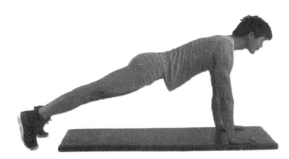

图 9-10　俯卧撑

(2)　瑞士球上的俯卧撑。

俯卧于瑞士球上，手支撑走步向前移动成俯卧撑体位，瑞士球在足背(鞋带位置)或趾下支撑。俯卧撑起时臀肌和腹肌收缩，身体平直，颈部在中立位。增加训练难度，可以令练习者一侧足支撑在瑞士球上，另侧悬空，完成俯卧撑，如图 9-11 所示。

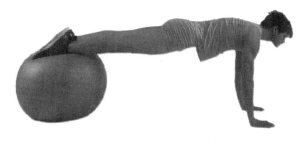

图 9-11　瑞士球上的俯卧撑

6) 第六级：加入平衡，增加功能性挑战、速度和(或)旋转运动

(1) 瑞士球上的俯卧撑加下肢屈伸。

俯卧于瑞士球上，手支撑向前移动成俯卧撑体位，瑞士球在足背(鞋带位置)下支撑。俯卧撑起时臀肌和腹肌收缩，身体平直，颈部在中立位。俯卧撑起后，屈曲髋关节和膝关节，并带动瑞士球前进，接着伸直髋关节和膝关节，再做俯卧撑，如图 9-12 所示。

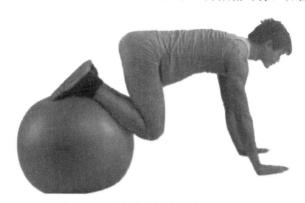

图 9-12 瑞士球上的俯卧撑加下肢屈伸

(2) 俯卧撑加交替转体侧展。

在地板上完成完整的俯卧撑。撑起，转体侧展身体，由一侧上肢和脚负重停留并保持平衡，然后回到双手支撑做俯卧撑。交换到另侧，保持骨盆、脊柱、肩胛骨在中立位，腹肌收紧，如图 9-13 所示。

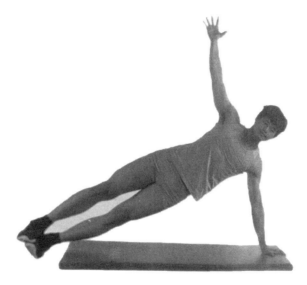

图 9-13 俯卧撑加交替转体侧展

2. 斜方肌、菱形肌和三角肌后束

斜方肌的主要功能包括上拍、上回旋、后缩和下撤肩胛骨；菱形肌的主要功能包括后缩、上抬和下回旋肩胛骨；三角肌后束的主要功能是伸展和水平外展肩关节。以上肌群对辅助胸廓运动及维持适当的姿势具有重要作用。

1) 第一级：肌肉独立训练

(1) 俯卧位短杠杆飞鸟。

俯卧位，面部朝下，颈部、脊柱和骨盆在中立位，收腹。上肢外展与躯干成 90°，肘关节屈曲 90°。后缩肩胛骨，双上肢抬离地面。收缩斜方肌中束和菱形肌，如图 9-14 所示。

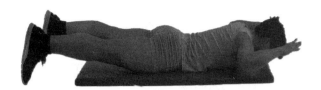

图 9-14 俯卧位短杠杆飞鸟

(2) 俯卧位长杠杆飞鸟。

俯卧位，面部朝下，颈部、脊柱和骨盆在中立位，收腹。上肢外展与躯干成 90°，后缩肩胛骨，双上肢抬离地面，如图 9-15 所示。

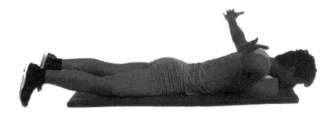

图 9-15 俯卧位长杠杆飞鸟

2) 第二级：肌肉独立抗阻训练

(1) 坐位飞鸟。

坐位，阻力点与肩同高，肩关节前屈 90° 抓握拉力器。脊柱和颈部保持在中立位，肩关节水平后伸，收缩斜方肌中束和菱形肌，后缩肩胛骨，避免弯腰，如图 9-16 所示。

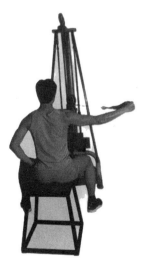

图 9-16 坐位飞鸟

(2)　俯卧位抗阻飞鸟。

俯卧在治疗床上，腹肌收缩，肋骨和髋关节与垫子相接触。保持上肢垂直于躯干，后缩肩胛带，抬起上肢。在肩胛带后缩(斜方肌中束和菱形肌)时收缩三角肌后束，如图 9-17 所示。

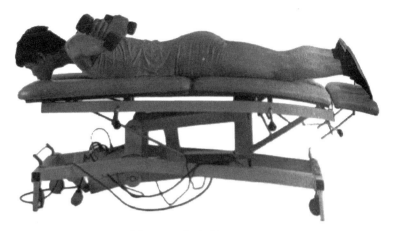

图 9-17　俯卧位抗阻飞鸟

3)　第三级：加入功能训练体位

(1)　坐位水平划船。

坐位，下肢位于体前，膝关节微屈。保持脊柱和颈部在中立位，可以坐在垫子上。将弹力管环绕于脚底后交叉，手掌向下，肘关节向外，肩关节外展 80°～90°，完成水平划船运动并后缩肩胛骨，如图 9-18 所示。

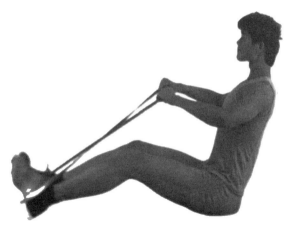

图 9-18　坐位水平划船

(2)　瑞士球上的俯身短杠杆飞鸟。

俯卧在瑞士球上，由腹部支撑。从头到足保持平直，颈部、脊柱和骨盆在中立位。肩关节外展 90°，肘关节屈曲 90°。收缩斜方肌中束、菱形肌和三角肌后束，后缩肩胛骨，如图 9-19 所示。

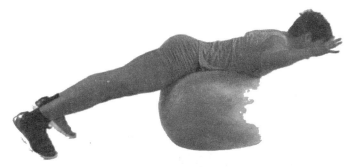

图 9-19　瑞士球上的俯身短杠杆飞鸟

4)　第四级：功能和阻力的联合增加

(1)　瑞士球上的俯身抗阻飞鸟。

俯卧在瑞士球上由腹部支撑。从头到足保持平直，颈部、脊柱和骨盆在中立位。肩关节外展 90°，肘关节微屈，手掌向下并抓哑铃负重(可选对抗自身手臂重量)。收缩斜方肌中束、菱形肌和三角肌后束，后缩肩胛骨，如图 9-20 所示。

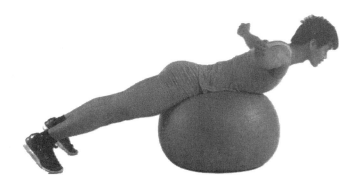

图 9-20　瑞士球上的俯身抗阻飞鸟

(2)　滑轮单侧俯身飞鸟。

双脚平行分开与肩同宽站立在滑轮单元旁边。以髋关节为轴弯曲身体，不运动侧的手可以支撑在同侧大腿上。收缩腹肌，保持脊柱和颈部在中立位。抓住滑轮手柄，完成单侧的俯身飞鸟，保持肘关节微屈，腕关节伸直，肩关节平直。通过飞鸟，后缩肩胛骨，如图 9-21 所示。

5)　第五级：对多个肌群增加阻力，挑战核心稳定性

俯身抗阻划船。

双脚平行站立与肩同宽，以髋为轴，保持脊柱和颈部在中立位，收腹。分四步完成一个划船动作：①扩胸，肘关节向上移动；②后缩肩胛骨；③放松肩胛骨；④回到起始位置。斜方肌中束、菱形肌和三角肌后束收缩参与动作，如图 9-22 所示。

6)　第六级：加入平衡，增加功能性挑战、速度和(或)旋转运动

交替弓箭步的水平划船。

固定弹力管，练习者在下肢进行交替弓箭步时，双手抓住弹力管，完成一个水平(高位)划船动作，肘关节向上，肩关节外展 80°～90°，注意后缩肩胛骨，如图 9-23 所示。

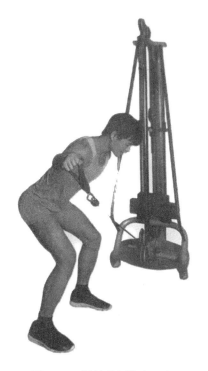

图 9-21　滑轮单侧俯身飞鸟

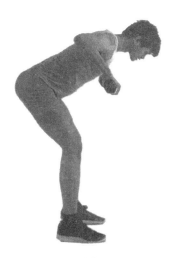

图 9-22　俯身抗阻划船

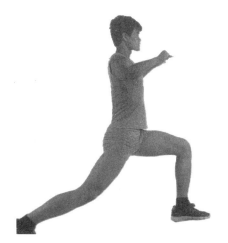

图 9-23　交替弓箭步的水平划船

9.3　下肢渐进性功能训练

下肢及躯干
肌群训练

操作训练如下。

1. 股四头肌和髂腰肌

股四头肌的主要功能包括屈曲髋关节和伸展膝关节，髂腰肌的主要功能包括屈曲髋关节和使骨盆前倾。

1) 第一级：肌肉独立训练

(1) 坐位股四头肌收缩。

坐位，在练习侧膝关节下垫一条卷起的毛巾或泡沫轴，脊柱保持在良好中立位，体重由坐骨支撑，颈部与脊柱在一条直线上。充分伸展膝关节，在和缓的运动速度下稳定地收缩股四头肌，如图 9-24 所示。

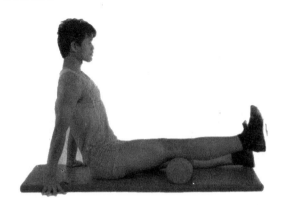

图 9-24　坐位股四头肌收缩

(2) 坐位单侧膝关节伸展。

坐在长凳上，脊柱、骨盆、颈部和肩胛在中立位，保持良好的力线。在完全的关节活动范围内缓慢伸展练习侧的膝关节，稳定地收缩股四头肌，如图 9-25 所示。

2) 第二级：肌肉独立抗阻训练

(1) 仰卧位抗阻膝关节伸展/髋关节屈曲。

仰卧位，支撑侧的膝关节屈曲，脊柱、骨盆和颈部保持在中立位，收腹。两脚踝间系一条弹力带。活动侧的大腿屈曲 45°，缓慢伸直膝关节，股四头肌收缩。髋关节屈曲练习采用相同体位，首先将活动侧的腿放到地板上，然后髋关节屈曲 45°，再放低下肢回到起始位置，如图 9-26 所示。

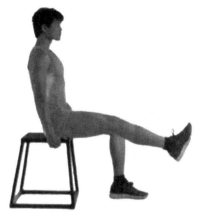

图 9-25　坐位单侧膝关节伸展

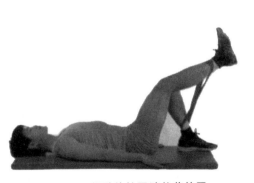

图 9-26　仰卧位抗阻膝关节伸展

(2) 坐位抗阻单侧膝关节伸展。

坐位，脊柱、骨盆、颈部和肩胛在中立位保持良好的对齐。两脚踝间系一条弹力带。在完全的关节活动范围内缓慢伸展练习侧的膝关节，稳定地收缩股四头肌，如图 9-27 所示。

3) 第三级：加入功能训练体位

(1) 瑞士球上的坐位单侧膝关节伸展。

坐在瑞士球上，骨盆、脊柱、肩胛和颈部在中立位保持良好的对齐，体重由坐骨(坐骨粗隆)支撑。保持髋部的水平和躯干的稳定，收缩股四头肌，伸展活动侧的膝关节，如图 9-28 所示。

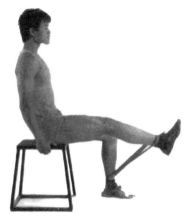

图 9-27　坐位抗阻单侧膝关节伸展

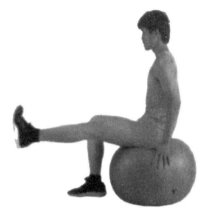

图 9-28　瑞士球上的坐位单侧膝关节伸展

(2) 瑞士球靠墙蹲起。

通过瑞士球靠墙站立，球的位置大约在腰部，骨盆、脊柱、肩胛和颈部在中立位保持对齐。将双足置于离墙足够远的位置，使蹲起时膝关节弯曲不超过 90°；双足分开与肩同宽，膝关节朝向第二脚趾尖的方向。下蹲时，不允许髋关节低于膝关节，如图 9-29 所示。

4) 第四级：功能和阻力的联合增加

(1) 瑞士球上的坐位抗阻膝关节伸展。

坐在瑞士球上，骨盆、脊柱、肩胛和颈部在中立位保持良好的对齐，体重由坐骨(坐骨粗隆)支撑，脚踝间系一条弹力带。保持髋部的水平和躯干的稳定，伸展活动侧的膝关节，收缩股四头肌，如图 9-30 所示。

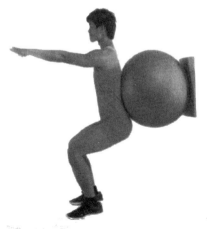

图 9-29　瑞士球靠墙蹲起

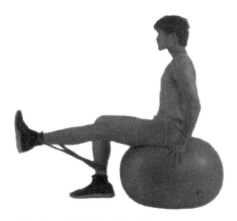

图 9-30　瑞士球上的坐位抗阻膝关节伸展

(2) 单侧站立的抗阻膝关节伸展。

骨盆、脊柱、肩胛和颈部在中立位保持良好的对齐。支撑侧的膝关节微屈，髋部保持水平、收腹，脚踝间系一条弹力带。活动侧的髋关节屈曲，膝关节伸直和弯曲，收缩伸膝肌群和屈髋肌群，保持躯干稳定，如图 9-31 所示。

5) 第五级：对多个肌群增加阻力，挑战核心稳定性

(1) 训练器上的大腿蹬伸。

坐(或躺)在训练器上，骨盆、脊柱、肩胛和颈部保持良好的对齐。腹肌保持收缩，屈髋屈膝。呼气，同时平缓地伸展髋关节和膝关节，收缩股四头肌、臀肌和腘绳肌，如图 9-32 所示。

(2) 持壶铃半蹲。

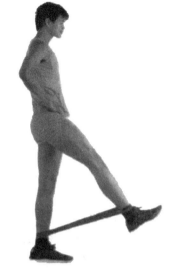

图 9-31 单侧站立的抗阻膝关节伸展

髋关节外旋(即向外转)站立，足尖与膝关节指向同一方向，双足间距离比肩稍宽，骨盆、脊柱、肩胛和颈部保持在中立位，收腹。双手持壶铃。大腿避伸屈曲，朝第二脚趾的方向蹲下。注意，不要让膝关节超过脚尖(如果发生这种情况，横向迈步使双脚距离加大)。返回到起始位置，收缩股四头肌、臀肌、腘绳肌和内收肌。

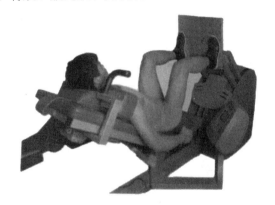

图 9-32 训练器上的大腿蹬伸

6) 第六级：加入平衡，增加功能性挑战、速度和(或)旋转运动

(1) 蹲起至推举过头顶。

双足分开与髋或肩同宽站立，骨盆、脊柱、肩胛和颈部在中立位对齐；手持杠铃横放于肩部，不接触颈部。下蹲，以髋关节为轴，保持骨盆、脊柱和颈部在中立位，同时收腹。髋部和尾椎骨向后移动，使膝关节始终位于足尖之后。回到起始位置，收缩股四头肌、臀肌和腘绳肌。同时向上推举杠铃超过头顶。保持躯干稳定，如图 9-33 所示。

(2) 瑞士球上的弓箭步蹲起。

后脚放在瑞士球的中心上站立，同侧手握持哑铃，对侧手握持平衡棒或扶墙以支撑体位。骨盆、脊柱、肩胛和颈部始终保持在中立位。进行弓箭步蹲起，同时后侧脚在球上前后滚动，前侧膝关节屈曲不超过 90°。保持髋部和肩部水平正直，收腹，如图 9-34 所示。

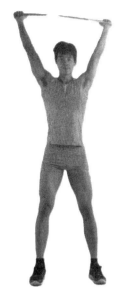

图 9-33 蹲起至推举过头顶

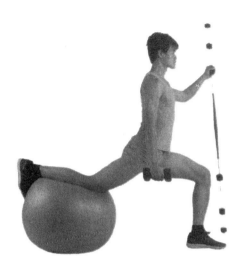

图 9-34 瑞士球上的弓箭步蹲起

2. 腘绳肌和臀大肌

腘绳肌的主要功能包括伸展腕关节和屈曲膝关节，臀大肌的主要功能包括伸展和外旋髋关节。腘绳肌和臀大肌是组成伸展关节肌群的主要肌肉。

1) 第一级：肌肉独立训练

(1) 仰卧收臀。

仰卧位，双膝屈曲，双足平放在地板上。骨盆、脊柱、肩胛和颈部在中立位，收腹。收缩臀部肌肉，保持后背中部紧贴地板，同时呼气，如图 9-35 所示。

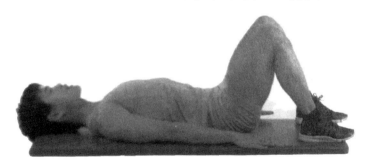

图 9-35 仰卧收臀

(2) 俯卧髋关节伸展。

颈部和脊柱在一条直线上，前额向下。保持俯卧位，骨盆、脊柱在中立位，练习侧髋关节伸展，可以将髋关节水平贴于垫子上，收腹。收缩臀肌和展屈膝关节增加难度。回到起始位置，保持髋部水平和背部不动，如图 9-36 所示。

2) 第二级：肌肉独立抗阻训练

俯卧抗阻膝关节屈曲。

俯卧位，骨盆和脊柱在中立位，颈部和脊柱在一条直线上，前额向下，两脚踝之间系一条弹力带。保持髋部向下和水平，收腹。收缩臀肌和腘绳肌，练习侧髋关节伸展，可以在髋关节伸展的同时屈曲膝关节，增加难度，回到起始位置，保持髋部水平和背部不动，如图9-37所示。

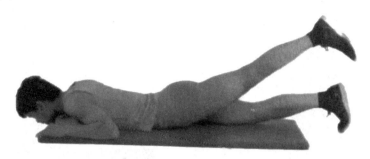

图9-36　俯卧髋关节伸展

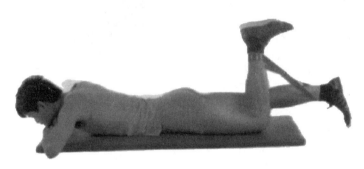

图9-37　俯卧抗阻膝关节屈曲

3)　第三级：加入功能训练体位

(1)　肘膝位髋关节伸展。

双肘双膝四点支撑起始，骨盆和脊柱在中立位，头部、颈部与脊柱保持在直线上，保持腹部收紧。练习侧膝关节维持屈曲状态下进行关节伸展练习，同时保持颈部水平完全不动，自始至终收缩腘绳肌，如图9-38所示。

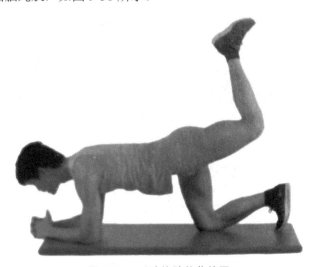

图9-38　肘膝位髋关节伸展

(2) 站位髋关节伸展。

单脚站立，支持侧的膝关节自然直立，骨盆、脊柱、肩胛和颈部在中立位，收腹。一只手持平衡棒、扶手或墙以支持体位。练习侧的下肢向后进行髋关节伸展，同时保持髋部水平，背部和躯干不动，如图 9-39 所示。

4) 第四级：功能和阻力的联合增加

(1) 站位抗阻髋关节伸展。

单脚站立，支撑侧的膝关节自然直立，骨盆、脊柱、肩胛和颈部在中立位，收腹，两脚踝间系一条弹力带。活动侧的下肢向后伸髋和/或屈膝，同时保持髋部水平，背部和躯干不动，如图 9-40 所示。

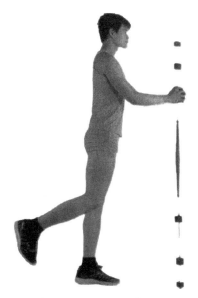
图 9-39　站位髋关节伸展

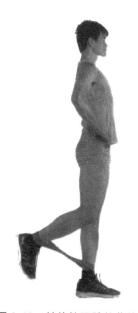
图 9-40　站位抗阻髋关节伸展

(2) 瑞士球上的仰卧膝关节屈曲。

仰卧位，脚后跟放在瑞士球上。抬起臀部形成平板体位，骨盆和脊柱在中立位，臀肌和腹肌收缩，颈部在地板上伸展和放松。保持髋部水平，屈膝并用脚跟向臀部滚动瑞士球，收缩腘绳肌，伸直双腿，保持平板体位和躯干稳定，如图 9-41 所示。

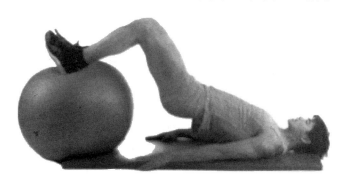
图 9-41　瑞士球上的仰卧膝关节屈曲

5) 第五级：对多个肌群增加阻力，挑战核心稳定性前平举站位髋关节伸展。

单脚站立，支撑侧的膝关节自然直立，骨盆、脊柱、肩胛和颈部在中立位，收腹，脚踝间系一条弹力带。活动侧向后髋关节伸展，保持髋部水平，背部和躯干不动。同时上肢完成前平举，保持肩胛骨下降和颈部伸展，如图 9-42 所示。

6) 第六级：加入平衡，增加功能性挑战、速度和(或)旋转运动

瑞士球上的俯卧抗阻髋关节伸展。

将瑞士球置于长凳上，练习者俯卧于长凳的瑞士球上，瑞士球的位置在下腹和髋部；双手抓住长凳。保持骨盆、脊柱、肩胛和颈部在中立位，髋部水平。两侧髋关节伸展，收缩腘绳肌和臀肌，可以利用滑轮、弹力带或同伴徒手施加阻力进行抗阻练习。

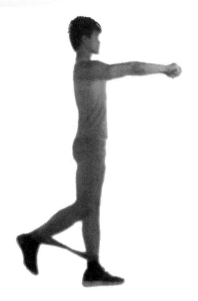

图 9-42　前平举站位髋关节伸展

9.4　躯干渐进性功能训练

操作训练如下。

1. 腹部肌群

腹直肌的主要功能是屈曲脊柱，使胸廓和骨盆相互靠近。股外斜肌和腹内斜肌的主要功能包括屈曲、旋转和侧向屈曲脊柱。需要注意的是，在此出现的腹部肌群的训练方法，其主要的运动肌群是腹直肌、腹外斜肌和腹内斜肌，或者一起共同作用。当练习时在卷腹发力呼气或向内压紧腹壁时可能会用到腹横肌。

1) 第一级：肌肉独立训练

(1) 卷腹。

仰卧，双脚放在长凳上使腰部压力最小化。躯干卷曲大约 30°～40°，头部、颈部和脊柱保持在一条线上，如图 9-43 所示。

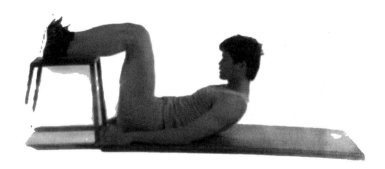

图 9-43　卷腹

（2）　斜卷腹。

仰卧，双脚放在长凳上使腰部压力最小化。躯干卷曲大约 30°～40°，向对角线方向运动，即肋部向对侧髋部移动。保持髋部和腿部不动，头部、颈部和脊柱在一条线上，如图 9-44 所示。

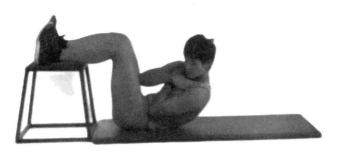

图 9-44　斜卷腹

2）　第二级：肌肉独立抗阻训练

（1）　增加难度的卷腹。

仰卧，双脚放在长凳上或悬空，膝关节屈曲。双手放在耳或头后以增加杠杆长度，可以稍稍增加练习的难度。躯干卷曲大约 30°～40°，头部、颈部和脊柱在一条线上。下颌和胸部保持二拳的距离，如图 9-45 所示。

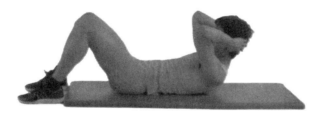

图 9-45　增加难度的卷腹

（2）　极限卷腹。

仰卧，双脚悬空，双手放在耳或头后。脊柱两端一起卷曲，使胸廓和骨盆相互靠近保持头部、颈部和脊柱在一条线上，避免腿部摇晃。保持髋关节屈曲角度，同时进行脊柱屈曲以训练腹直肌，如图 9-46 所示。

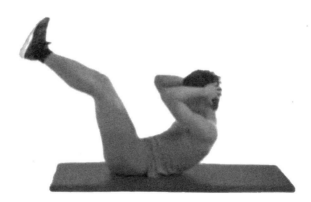

图 9-46　极限卷腹

3) 第三级：加入功能训练体位

腹部主要运动肌群的渐进性功能训练不包括第三级。站位或坐位很难简单地训练到腹部肌群。一些抗阻练习必须加上足够的负荷，这一步在第四级练习中进行。只有一些特殊的情况，如妊娠 3 个月之后的孕妇，不适合在仰卧位进行练习，可以选择无阻力的站位练习。

4) 第四级：功能和阻力的联合增加

(1) 滑轮上的跪位卷腹。

从颈部两侧握住绳子或布带。跪立并保持髋部、腿部和骨盆的稳定。进行脊柱屈曲运动，使肋骨向骨盆方向运动，呼气时收缩腹壁，如图 9-47 所示。

(2) 站位抗阻斜卷腹。

侧对拉力器站立并保持整个下肢稳定，保持膝关节自然直立。收紧臀部防止髋关节屈曲。呼气，腹壁收紧并进行躯干上部的对角线运动，头部、颈部和脊柱保持在一条线上，如图 9-48 所示。

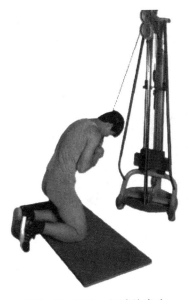 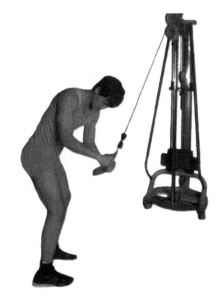

图 9-47　滑轮上的跪位卷腹　　　　　图 9-48　站位抗阻斜卷腹

5) 第五级：对多个肌群增加阻力，挑战核心稳定性

(1) 自行车练习。

仰卧，上部躯干卷曲至脊柱屈曲 30°～40°，保持头部、颈部和脊柱在一条线上。保持这个位置并有节奏地慢慢运动，交替屈曲两侧的髋关节和膝关节，同时旋转上部脊柱。保持骨盆和下背部在地板上的稳定，如图 9-49 所示。

(2) 一侧下肢抬起的仰卧体前屈。

仰卧，抬起一侧下肢，同时保持对侧膝关节屈曲，脚放在地面上。上部躯干卷曲至脊柱屈曲 30°～40°，双手向前伸触摸胫骨、踝或足。保持骨盆和下背部稳定，避免左右摇晃或使用惯性，如图 9-50 所示。

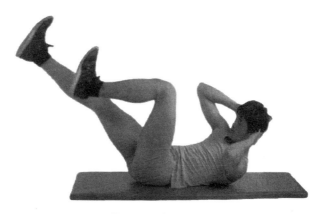

图 9-49　自行车练习

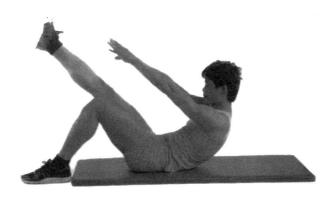

图 9-50　一侧下肢抬起的仰卧体前屈

6)　第六级：加入平衡，增加功能性挑战、速度和(或)旋转运动

瑞士球上的卷腹。

这个练习可以在多个体位下进行：上倾(较简单)，平行于地面或下倾(较困难)。练习的难度水平也可以由双脚加并拢来增加。如果存在背部问题，应避免背部在球上伸展太远。双手放在头后支持头部，注意，保持颈部和脊柱在一条线上，下颌和胸部保持一拳的距离，如图 9-51 所示。

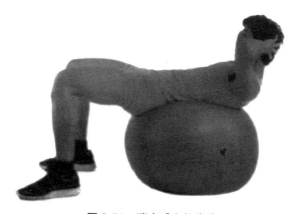

图 9-51　瑞士球上的卷腹

2. 竖脊肌

竖脊肌的主要功能是伸展脊柱。需要注意的是，以下练习应在一个无痛的关节活动度内，缓慢而没有冲击地进行。目前，对练习时在末端是否需要过度伸展、是否应用附加阻力进行练习，存在一定的争议。

1) 第一级：肌肉独立训练

(1) 俯卧脊柱伸展。

俯卧位，颈部和脊柱在一条线上，下颌微收。收腹并收紧臀部。髋部和肋部最低处保持在垫子上，抬起躯干上部，同时维持合适的颈部位置，如图 9-52 所示。

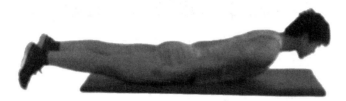

图 9-52　俯卧脊柱伸展

(2) 改良俯卧脊柱伸展。

俯卧位，颈部和脊柱在一条线上，下颌微收，手放在靠近肩部的地上。下背部肌发力，抬起躯干上部，同时肘部滑动到肩部下成支撑位。在控制下慢慢地回到起始位，如图 9-53 所示。

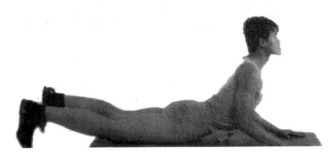

图 9-53　改良俯卧脊柱伸展

2) 第二级：肌肉独立抗阻训练

(1) 增强俯卧脊柱伸展。

俯卧位，颈部和脊柱在一条线上，下颌微收。上肢抬起过头顶以增加杠杆长度和阻力，阻力包括进行练习时需克服的自身重力。髋部和肋部最低处保持在垫子上，抬起躯干上部，同时维持合适的颈部位置，如图 9-54 所示。

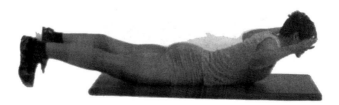

图 9-54　增强俯卧脊柱伸展

（2）　俯卧交叉脊柱伸展。

俯卧位，颈部和脊柱在一条线上，下颌微收。维持躯干中部的稳定，平稳地抬起一侧上肢和对侧下肢。头部和脊柱在一条线上自然地抬起和降低。另一侧进行重复训练，如图 9-55 所示。

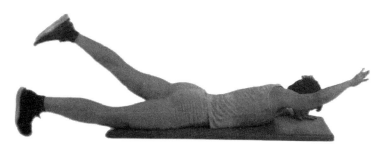

图 9-55　俯卧交叉脊柱伸展

3）　第三级：加入功能训练体位

竖脊肌的渐进性功能训练不包括第三级，在站位或坐位很难简单地训练到竖脊肌，此抗阻练习必须加上足够的负荷，这一步在第四级练习中进行。

4）　第四级：功能和阻力的联合增加

俯卧伸展练习。

俯卧位，躯干屈曲约 90°，在腘绳肌协助下用下背部肌群伸展躯干，练习时可以轻轻伸展(10°～15°)，如图 9-56 所示。

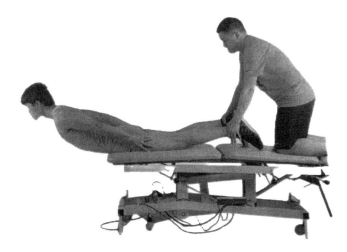

图 9-56　俯卧伸展练习

5）　第五级：对多个肌群增加阻力，挑战核心稳定性

（1）　增强的俯卧脊柱伸展和肩胛骨回缩。

俯卧位，颈部和脊柱在一条线上，下颌微收。上肢抬起过头顶以增加杠杆长度和阻力，阻力包括进行练习时需克服的自身重力。髋部和肋部最低处保持在垫子上，抬起躯干上部，维持合适的颈部位置。同时收缩斜方肌中部和菱形肌，回缩肩胛骨，如图 9-57 所示。

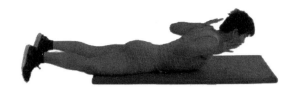

图 9-57　增强的俯卧脊柱伸展和肩胛骨回缩

（2）　普拉提式游泳。

脚趾点地的俯卧位，腿部伸直，下颌微收，手臂前伸过头顶。一起抬起右侧上肢和左侧下肢，保持脊柱的伸展位和颈部中立位。摆动手臂和腿。髋部和肋部最低处保持在垫子上，以维持躯干稳定，如图 9-58 所示。

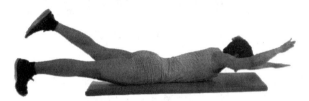

图 9-58　普拉提式游泳

6）　第六级：加入平衡，增加功能性挑战、速度和(或)旋转运动

瑞士球上的脊柱伸展。

俯卧位，瑞士球在腹部。双脚分开增强稳定性，双脚并拢减少稳定性，以此增加平衡挑战。颈部保持中立位，伸展脊柱，如图 9-59 所示。也可以通过双手放在耳旁或者头顶来增加杠杆长度，以增加练习的难度。

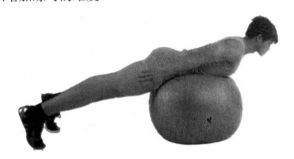

图 9-59　瑞士球上的脊柱伸展

为了增加难度，可以只用一侧下肢支持进行脊柱伸展，如图 9-60 所示。

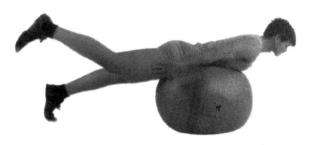

图 9-60　一侧下肢支持脊柱伸展

9.5　本章小结

随着医学与运动科学研究的发展，人体的日常活动与运动中的整体性、功能性越来越受到重视，提出了"功能训练"的概念。康复领域中的渐进性功能训练，即是在传统的渐进性运动疗法的应用原则基础上，结合功能性训练的理念与技术，正在逐步发展与完善的一种新兴的运动康复技术。

思考练习题

1. 渐进性功能训练的定义是什么？
2. 渐进性功能训练如何进行分级？注意事项有哪些？
3. 如何设计上肢主要肌群的渐进性功能训练？
4. 如何设计下肢主要肌群的渐进性功能训练？
5. 如何设计躯干主要肌群的渐进性功能训练？

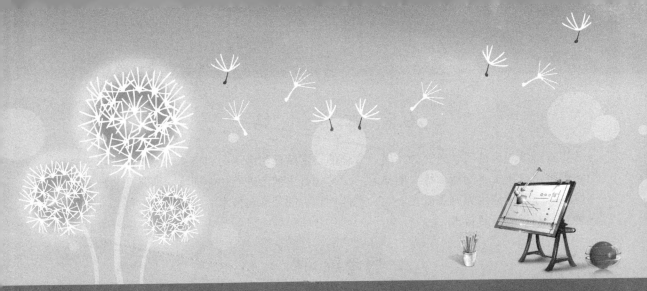

参 考 文 献

[1] 张军. 运动与健康：自我健康管理的运动方案[M]. 北京：化学工业出版社，2019.

[2] 牛映雪，鹿国晖，刘杨. 体育保健与运动康复技术[M]. 北京：化学工业出版社，2016.

[3] 尹军，叶超，张莹. 健康运动与保健[M]. 北京：北京体育大学出版社，2009.

[4] 张沙骆. 老年运动与保健[M]. 北京：机械工业出版社，2020.

[5] 赵斌，姚鸿恩. 体育保健学[M]. 北京：高等教育出版社，2011.

[6] 马玉海. 运动与健康[M]. 北京：清华大学出版社，2015.

[7] 克雷格·拉姆齐. 肌肉训练完全图解：拉伸训练[M]. 北京：人民邮电出版社，2015.

[8] 霍利斯兰斯利伯曼. 肌肉训练完全图解：力量与体能训练[M]. 北京：人民邮电出版社，2014.

[9] 卡捷琳娜斯波里奥. 肌肉训练完全图解：功能性训练[M]. 北京：人民邮电出版社，2014.

[10] 胡安·卡洛斯·桑塔纳. 功能性训练：提升运动表现的动作练习和方案设计[M]. 北京：人民邮电出版社，2017.